Sigi Nesterenko

Erfolgreiche Darmsanierung

Bei Reizdarm, Verstopfung, Blähungen, Allergien, Müdigkeit, Candida, Nahrungsmittelintoleranzen und vielen weiteren Beschwerden

W0002965

Rainer Bloch Verlag

Diese Publikation ist urheberrechtlich geschützt. Alle Rechte vorbehalten. Die Verwendung der Texte und Abbildungen, auch auszugsweise, ist ohne die schriftliche Zustimmung des Verlages rechtswidrig und wird straf- und zivilrechtlich verfolgt. Dies gilt insbesondere für Vervielfältigung, Übersetzung oder Verwendung in elektronischen Systemen.

Sämtliche Angaben und Anschriften wurden sorgfältig und nach bestem Wissen und Gewissen ermittelt. Trotzdem kann von Autor und Verlag keine Haftung übernommen werden.

Dieses Buch hat nicht die Absicht und erweckt nicht den Anspruch, eine ärztliche Behandlung zu ersetzen. Ausdrücklich wird empfohlen, eine medizinische Diagnose vom Therapeuten einzuholen und eine entsprechende Therapiebegleitung durchzuführen. Einige der vorgestellten Maßnahmen weichen von der gängigen medizinischen Lehrmeinung ab und resultieren aus der Erfahrungsheilkunde. Es wird ausdrücklich darauf hingewiesen, dass mit diesem Buch keine erfüllbaren Hoffnungen erweckt werden, die eventuelle Heilerfolge erwarten lassen können.

Copyright 2012 Rainer Bloch Verlag, 69469 Weinheim

Erfolgreiche Darmsanierung
Sigi Nesterenko
ISBN 978-3-942179-22-5
Rainer Bloch Verlag
1. Auflage 2012

Druck: SOL-Printservice GmbH, Schrobenhausen

SPRACHREGELUNG:

Zur Vereinfachung beim Schreiben und Lesen wird immer die männliche Form verwendet: der Patient, der Arzt usw. Dieser Artikel dient als allgemeiner Gattungsbegriff und schließt weibliche Personen automatisch mit ein.

Inhaltsverzeichnis

	Seitenzahl
Vorwort	7
Der Darm – die Basis für Gesundheit	9
Was ist eigentlich die Darmflora?	11
• Bifidobakterien	14
• Laktobazillen	15
• Escherichia coli	16
Was schädigt die Darmflora?	16
• Antibiotika	16
• Konservierungsstoffe	18
• Strahlen- und Chemotherapie	19
• Basenmittel	20
• Ungesunde Ernährung	21
• Abführmittel	21
• Umweltschadstoffe	23
• Verdauungsschwäche	25
• Weitere schädliche Einflüsse	25

Verdauungsschwäche – eine oft vernachlässigte Ursache für

eine geschädigte Darmflora 26

- Bauchspeicheldrüsenschwäche 29

Dysbakterie – wenn die Darmflora ihr Gleichgewicht verliert 32

Darmkrankheiten und -symptome 35

- Blähungen 35

- Candida 37

- Darmkrebs 39

- Divertikulitis 40

- Entzündliche Darmerkrankungen 42

- Hämorrhoiden 44

- Leaky Gut Syndrom 46

- Nahrungsmittelintoleranzen 47

- Reizdarmsyndrom (RDS) 47

- Selbstvergiftung des Körpers 49

- Verstopfung (Obstipation) 54

Diagnosemöglichkeiten – ist eine Darmsanierung erforderlich? 56

Darmsanierung – wie wird sie erfolgreich? 59

Dünndarmfehlbesiedelung – der Supergau im Darm 63

Mit Probiotika die richtigen Darmbakterien ansiedeln 68

Präbiotische Nahrungsergänzungsmittel 70

Verdauung stärken 73

- Enzyme 73

- Bitterstoffe 77

• Curcuma	79
• Magensäure	80
Die Verdauung beginnt im Mund – mit gründlichem Kauen	
zu mehr Gesundheit	84
Darmreinigung	87
Fasten	90
• Hydrolysate – Verzicht auf feste Nahrung	94
• Welche Fastenvariante ist die richtige?	96
• Das sollten Sie auch wissen	97
Physikalische Methoden	98
• Einlauf	98
• Kaffeeeinlauf	100
• Colon-Hydro-Therapie	101
• Mit dem ANO geht die Luft raus	105
• Bauchmassage	107
• Heiße Rolle	108
• Leibwickel	108
Säure-Basen-Haushalt	109
PH-Wert – der Darm mag es sauer	110
Milchsäure – ein wichtiger Baustein bei der Darmsanierung	114
Perfekte Milchsäurequelle – fermentiertes Gemüse	116
• Sauerkraut	118
Mit Ballaststoffen die Darmsanierung fördern	121
• Leinsamen	124

- Flohsamen 125
- Weizenkleie 127

Nahrungsergänzungsmittel für die Darmgesundheit 127

- Aloe Vera 127
- Beta-Glucan 130
- Colostrum 130
- Knoblauch 131
- Schwarzkümmel 131
- Ungesättigte Fettsäuren (Omega 3 und Omega 6) 132

Präparate zum Binden von Darmgiften 133

- Heilerde 133
- Medizinische Kohle 133
- Zeolith 134
- Chlorella-Algen 135

Ernährung 136

Anti-Pilz-Ernährung 140

Probiotische Nahrungsmittel 143

- Joghurt 145
- Brottrunk® 148

10 Dinge, die bei erfolgreicher Darmsanierung nicht fehlen sollten 150

20 Tipps für Ihre Darmgesundheit 151

Hinweise für den Leser, Bildnachweis, weitere Bücher der Autorin 153

Vorwort

Haben Sie oft Blähungen, Verstopfungen oder Sodbrennen? Sind Sie nach dem Essen sehr müde, haben Sie lästige Hautekzeme, leiden Sie unter Allergien oder Nahrungsmittelintoleranzen? Sind Sie häufig sehr erschöpft und glauben Sie auch schon, dass Sie ein Burn-out haben könnten? Wussten Sie, dass all dies und noch viel mehr mit einer gestörten Darmflora zusammenhängen kann?

Die Bedeutung des Darms erkannte schon Paracelsus, indem er sagte: **„Im Darm sitzt der Tod oder das Leben".** Und auch in unserer heutigen Zeit zeigt sich immer wieder, wie Recht Paracelsus hatte, und wie wichtig eine intakte Darmgesundheit für das Wohlbefinden ist.

Für viele Menschen ist es völlig normal, dass sie häufig von Blähungen, Verstopfung, Bauchkrämpfen oder Durchfall betroffen sind. Und viele von ihnen halten es auch für einen Normalzustand, dass sie nach dem Essen müde sind und sich vor Kraftlosigkeit kaum auf die alltägliche Arbeit konzentrieren können.

Was für den einen nur lästige Blähungen sind, kann für den anderen jedoch eine so starke Belastung bedeuten, dass er sich kaum noch aus dem Haus traut. Und während einige Menschen jahrelang unter heftigem Sodbrennen leiden, fühlen sich andere durch dieses eigentlich unangenehme Aufstoßen kaum beeinträchtigt. Die Bewertung der jeweiligen Beschwerden ist äußerst unterschiedlich, aber deren Ursprung ist oft der gleiche. Denn viele Krankheiten sind auf eine gestörte Darmflora zurückzuführen, auch wenn dies auf den ersten Blick nicht den Anschein erweckt.

Wenn sich Blähungen, Verstopfung, Reizdarm oder Durchfälle melden, dann ist schnell klar, dass die Wurzel allen Übels im Darm zu suchen ist. Dass aber auch Erkrankungen wie Müdigkeit, Neurodermitis, Haarausfall, Allergien, Immunschwäche, Rheuma und viele andere ihren Ursprung in einer unzureichenden Darmgesundheit haben, wird allzu oft vernachlässigt. Ebenso unberücksichtigt bleibt häufig, dass sich aus der defekten Darmflora heraus auch Folgeerkrankungen wie Colitis ulcerosa und Morbus Crohn entwickeln können – chronisch entzündliche Darmerkrankungen, die in der Schulmedizin als unheilbar gelten.

Für viele betroffene Patienten ist es immer wieder erstaunlich, dass sich nach einer erfolgreichen Darmsanierung viele Symptome zurückbilden und nicht selten auch komplett verschwinden. Darmsanierungen sind mittlerweile in naturheilkundlichen Praxen nicht mehr wegzudenken. Für viele Therapeuten bilden sie sogar die Grundlage von diversen Behandlungskonzepten. Denn erst wenn der Darm wieder in Ordnung gebracht wird, zeigen sich womöglich auch bei anderen Therapien die erhofften Erfolge.

Die Ursachen für eine gestörte Darmflora sind sehr unterschiedlich, auffallend ist allerdings, dass bei vielen Betroffenen eine Medikamenteneinnahme wie Antibiotika oder Cortison den Darmproblemen vorausgegangen ist. Je länger die Einnahme erfolgte und je mehr weitere Faktoren wie eine ungesunde Ernährung und Stress zu einer Verschlechterung der Darmflora sorgten, umso komplexer kann sich im Laufe der Zeit das Krankheitsbild entwickeln.

Ein besonderes Problem, das allzu oft vernachlässigt wird, ist die hieraus resultierende Selbstvergiftung des Körpers. Durch eine unzureichende Verdauungsleistung, Candida-Hefepilze, eine Dünndarmfehlbesiedelung oder das Leaky Gut Syndrom wird der Organismus täglich von vielen schädlichen Substanzen und Fuselalkoholen überflutet, sodass weitere Organe in Mitleidenschaft gezogen werden. Durch die Fuselalkohole fühlen sich die Betroffenen nicht selten wie betrunken, obwohl sie keinen Tropfen Alkohol getrunken haben.

Je nach Schädigung der Darmgesundheit und den zuarbeitenden Verdauungsorganen ist ein sehr komplexes Behandlungskonzept erforderlich. Die Sanierung der Darmflora ist dabei das oberste Ziel, allerdings kann dies nur erreicht werden, wenn bestimmte Dinge in die Therapie einfließen. Für den Therapieerfolg entscheidend ist dabei immer die Berücksichtigung der individuellen Situation. Eine maßgeschneiderte Darmsanierung wird sicherer zum Ziel führen als eine einheitliche Therapie, die keine Rücksicht auf persönliches Krankheitsbild, Verträglichkeiten und Vorlieben nimmt. Somit gibt es kein

„Patentrezept", das für jeden Menschen gleich anwendbar ist. Zu viele Faktoren spielen bei einer defekten Darmflora eine entscheidende Rolle, und nur wenn diese eingehend berücksichtigt werden, indem sie auf die persönliche Situation abgestimmt werden, kann sich ein dauerhafter Erfolg einstellen.

Aus eigener langjähriger Erfahrung heraus hat die Autorin Sigi Nesterenko dieses informative Buch zusammengestellt. Sie weiß, was es heißt, von extremen Nahrungsmittelintoleranzen, Candida-Hefepilzen und einer chronischen Schwermetallvergiftung betroffen zu sein, um nur einige Dinge zu nennen, die sie zu einer Expertin zum Thema Darmsanierung haben werden lassen. Lesen Sie in diesem Buch, auf was Sie wirklich achten sollten, damit Ihr Darm erfolgreich saniert werden kann. Erfahren Sie die Ursachen, Zusammenhänge und Therapie-möglichkeiten, lernen Sie, warum eine Verdauungsschwäche eine Darmdysbiose und den Candida-Hefepilz begünstigt, und lesen Sie, *welche 10 Dinge bei einer erfolgreichen Darmsanierung nicht fehlen sollten.*

Der Darm – die Basis für Gesundheit

Wenn wir an den Darm denken, dann stellen wir ihn uns als ein Organ vor, das die zugeführte Nahrung in ihre Einzelteile zerlegt und den nicht benötigten Rest am Ende wieder ausscheidet. Und wenn alles gut funktioniert, keine Blähungen, Bauchschmerzen oder sonstigen Symptome auftreten, machen wir uns keine weiteren Gedanken über dieses so wichtige Organ.

Dabei hat der Darm noch viele weitere wichtige Aufgaben, die für die Gesunderhaltung des Körpers von elementarer Bedeutung sind. Zu den wichtigsten gehört, den Körper von Schlacken und Schadstoffen zu befreien, aber auch aus der Nahrung die lebensnotwendigen Nährstoffe herauszufiltern und sie für den Organismus verfügbar zu machen.

Es gibt allerdings auch einige Aufgaben, für die der Darm nicht vorgesehen ist wie beispielsweise das wahllose Vollstopfen unnützer oder sogar schädlicher Substanzen, mit denen der Darm gar nicht umgehen kann. Allen voran sind dies unnatürliche Lebensmittel, die mit chemischen Zusatzstoffen zu oft undefinierbaren Nahrungscocktails verarbeitet werden, welche unser Darm evolutionsbedingt nicht in der Lage ist zu verarbeiten. Denn als unser komplexer Körper entwickelt wurde, vor etlichen Tausenden von Jahren, da gab es keine Konservierungsstoffe, keine Aromen und auch keine E-Nummern.

Wenn der Darm in seiner Funktion beeinträchtigt ist, führt dies zu sehr vielfältigen Symptomen, die sich nicht ausschließlich auf die Verdauung beschränken, sondern den gesamten Körper betreffen können.

So kommt es häufig auch zu Symptomen, die sich in ganz anderen Körperregionen bemerkbar machen und zunächst gar nicht direkt mit dem Darm in Verbindung gebracht werden. Wer denkt schon bei Neurodermitis, Haarausfall, Müdigkeit oder Juckreiz an Probleme mit dem Darm?

Die altbekannte Weisheit „Die Haut ist der Spiegel des Darms" ist in Anbetracht der Tatsache, dass mittlerweile einige Millionen Menschen von Hauterkrankungen betroffen sind, heutzutage aktueller als jemals zuvor.

Was bei der Behandlung von Hauterkrankungen in der Schulmedizin leider keine Berücksichtigung findet, in der Naturheilkunde aber quasi zum Standardprogramm gehört, ist die Therapie des Darmmilieus, was auch als Darmsanierung bezeichnet wird. Denn bei vielen chronischen Hauterkrankungen ist eine Schädigung der Darmflora am Krankheitsgeschehen beteiligt. Wenn das Darmmilieu wieder ins Gleichgewicht geführt wird, kommt es bei vielen Betroffenen zu enormen gesundheitlichen Verbesserungen. Aber auch viele andere Erkrankungen, bei denen der Darm auf den ersten Blick nicht beteiligt zu sein scheint, verbessern sich oftmals durch eine erfolgreiche Darmsanierung.

Was ist eigentlich die Darmflora?

Die Darmflora besteht aus Billionen lebenswichtiger Mikroorganismen und Bakterien, die im Darm eine komplexe Gemeinschaft bilden. Schon Ende des 19. Jahrhunderts wurde diese mikrobiologische Flora entdeckt, doch ihre eigentliche Bedeutung wird erst seit einigen Jahrzehnten zunehmend verstanden, wenngleich noch immer viele Aspekte und Zusammenhänge der Darmgesundheit unerforscht sind.

Anfangs wurde das Vorhandensein von Darmbakterien sogar als ein krankhafter und zu vermeidender Zustand angesehen. Fand man Bakterien, so war es früher grundsätzliches Ziel, diese auszurotten.

Doch die Wissenschaft hat hinzugelernt, und so ist man heute sogar genau vom Gegenteil überzeugt, wenn es um die Darmbakterien geht. So weiß man nämlich mittlerweile, dass es im Darm nicht nur schädliche, sondern auch nützliche Bakterien gibt, die sogar lebensnotwendig sind und die wesentliche Grundlage für einen gesunden Menschen bilden.

Prof. Otto Warburg war vor ungefähr 70 Jahren einer der ersten Verfechter einer gesunden Darmflora. Ihm war damals schon bewusst, dass die Entstehung und Ausbreitung von Krebszellen durch einen gestörten Darmstoffwechsel begünstigt würden. Zu seiner Zeit war Prof. Otto Warburg ein hoch angesehener Wissenschaftler, im Jahr 1931 erhielt er sogar einen Nobelpreis.

Im Darm eines gesunden Menschen leben ungefähr 100 Billionen Bakterien, allerdings sind nicht alle von ihnen erwünscht und gesundheitsförderlich. Für die Gesunderhaltung sind die sogenannten darmfreundlichen Bakterien in einer ausreichenden Menge erforderlich. Denn nur sie sind in der Lage, sich gegen die krankmachenden Bakterien wie Kolibakterien und Fäulnisbakterien zu richten und sie aus ihrem Revier zu verdrängen.

Damit der Mensch gesund bleibt, sollten die darmfreundlichen Bakterien mit 85% die deutliche Übermacht einnehmen. Fäulnisbakterien hingegen sollten maximal 15% der gesamten Darmflora ausmachen, wenn sie jedoch mehr Raum einnehmen, kommt es zu der krankmachenden Dysbiose.

In diesem Fall sind die freundlichen Darmbakterien nicht mehr in der Lage, sich ausreichend gegen unerwünschte Eindringlinge zur Wehr zu setzen. Und sie sind dann auch nicht mehr fähig, die körperliche Abwehr ausreichend aufrechtzuerhalten, was zu häufigen oder chronischen Infekten führen kann.

Damit der Mensch also umfassend für all die Herausforderungen gewappnet ist, ist eine gesunde Darmflora eine Grundvoraussetzung. Kinder verfügen noch nicht über diesen allumfassenden Schutz, denn wenn Babys zur Welt kommen, muss die Darmflora zunächst aufgebaut werden.

Zwar werden die ersten wichtigen Bakterien während des Geburtsvorgangs und später während der Stillzeit über die Muttermilch aufgenommen, aber die Voraussetzungen für die Entwicklung einer gesunden Darmflora sind heutzutage aufgrund zahlreicher ungünstiger Faktoren wie der zahlreichen denaturierten und zuckerreichen Lebensmittel sowie zahlreicher Umweltschadstoffe nicht optimal. So haben auch einige Erwachsene noch nie eine Phase in ihrem Leben gehabt, während der sie mit einer vollständig gesunden Darmflora ausgestattet waren. Viele Allergien haben übrigens genau hier ihren Ursprung.

In der Naturheilkunde ist die Erkenntnis längst angekommen, dass heutzutage viele Menschen von einer desolaten Darmflora betroffen sind. Denn viele der heute üblichen Lebensgewohnheiten wie Stress, Ernährung und Antibiotika-Einnahmen hinterlassen ihre Spuren bei vielen Menschen in einer erkrankten Darmflora. Geht es nach der Naturheilkunde, so gehört eine intakte Darmflora schon fast zur Ausnahme in der alltäglichen Praxis der Therapeuten.

War diese hieraus resultierende Darmdysbiose bis vor einigen Jahren noch eher die Ausnahme, so ist sie heutzutage schon fast zum Normalfall geworden und wird immer öfter auch bei Kindern festgestellt.

Zu den wichtigsten Vertretern der Darmflora gehören die sogenannten Milchsäurebakterien, zu denen unter anderem Laktobazillen, Bifidobakterien und Streptokokken gehören. Von den Laktobazillen und

Bifidobakterien ist bekannt, dass sie Durchfall vorbeugen und das Krebsrisiko senken können.

Überhaupt sind diese beiden Bakteriengruppen maßgeblich an der Aufrechterhaltung der Darmgesundheit beteiligt und haben vielfältige Aufgaben, die nicht nur auf die Verdauung und Aufspaltung von Nahrungsresten beschränkt sind.

Auch die Produktion von Enzymen, die in der Lage sind, die Fäulnisbakterien in ihre Schranken zu weisen, die Herstellung von essenziellen Fettsäuren und Vitaminen (insbesondere Vitamin B-Komplex), sowie die Zurverfügungstellung von wichtigen Nährstoffen für die Darmschleimhaut gehen von ihnen aus.

Nur wenn genügend dieser wichtigen Milchsäurebakterien im Darm vorhanden sind, können die Nährstoffe in ausreichender Menge produziert werden. Somit kann ein Nährstoffmangel seinen Ursprung auch im Darm haben, woran allerdings häufig nicht gedacht wird.

Darüber hinaus sind Milchsäurebakterien auch dafür zuständig, die im Darm vorhandenen Verdauungssäfte auszuscheiden und die Bewegungstätigkeit des Darms anzukurbeln.

Von großer Bedeutung ist auch der günstige Einfluss dieser gesunden Darmbakterien auf unerwünschte Eindringlinge. Indem sie nämlich die Umgebung verändern und große Mengen an Säuren verbreiten, wird der Aufenthalt für die pathogenen Bakterien ungemütlich, sodass sie hier nicht überleben können. Durch diesen Mechanismus kann die Ansiedelung von krankmachenden Eindringlingen im Darm unterdrückt werden, und somit tragen sie maßgeblich zur Aufrechterhaltung der körperlichen Abwehr bei.

Darüber hinaus sorgen sie durch ihre Produktion von antimykotischen und antibiotischen Substanzen für die Beseitigung von schädlichen Bakterien und Pilzen. Doch damit ist ihr Potenzial in Bezug auf das Immunsystem noch längst nicht ausgeschöpft, denn sie tragen außerdem dazu bei, dass die Anzahl der Immunzellen erhöht wird. Von einer gesunden Darmflora spricht man, wenn sie aus einem Komplex verschiedener freundlicher Darmbakterien besteht. Nur durch diese

Gemeinschaftsleistung aller beteiligten Bakterien kann das Ziel, gesund zu bleiben oder zu werden, erreicht werden.

Sind aufgrund einer Darmdysbiose zu wenige der gesunden Darmbakterien vorhanden, können diese durch eine Einnahme von Probiotika oder Präbiotika wieder angesiedelt werden. Bei vielen Patienten sind darüber hinaus aber noch weitere Maßnahmen erforderlich, die im weiteren Verlauf dieses Buches genauer beschrieben werden.

Eine gesunde Darmflora besteht aus den folgenden Leitkeimen:

Bifidobakterien

Bifidobakterien wachsen im unteren Bereich des Dünndarms. Somit sind sie in der Lage, ohne Sauerstoff auszukommen und werden als Anaerobier bezeichnet.

Bifidobakterien sind die Darmbakterien, die für ein Neugeborenes am wichtigsten sind und zu dieser Zeit 95% der gesamten Darmflora ausmachen. Während die Bifidobakterien von Säuglingen eher Milch-Oligosaccharide vergären, sind es bei Erwachsenen pflanzliche Oligosaccharide. Im Laufe des Lebens nimmt der Anteil der Bifidobakterien kontinuierlich ab, sodass Erwachsene nur noch über einen durchschnittlichen Anteil von 25% an der gesamten Darmflora verfügen.

Da die Bifidobakterien jedoch zu den wichtigsten Darmbakterien gehören, sollte eine Erhöhung ihrer Anzahl angestrebt werden.

Bifidobakterien haben zahlreiche Aufgaben, so sind sie unter anderem für den Abbau von unerwünschten Mikroorganismen zuständig. Dies erreichen sie dadurch, dass sie Säuren verbreiten und hierdurch für ein saures Milieu im Darm sorgen. Was häufig nicht beachtet wird, ist die Tatsache, dass Bifidobakterien in der Lage sind, Bakterien, die Nitrate produzieren, in ihrem Wachstum zu hemmen. Nitrate sind krebsfördernd und führen zu einer Toxizität im Darm, sodass ihre Anwesenheit im Darm nicht gewünscht ist.

So wie die Laktobazillen auch, sorgen die Bifidobakterien außerdem für eine Absenkung des pH-Wertes im Darm. Dies erreichen sie, indem sie Glukose in Milchsäure umwandeln.

Laktobazillen

Laktobazillen sind bekannt für ihr stäbchenförmiges Aussehen und leben nur im sauerstoffreichen Milieu, sodass sie ausschließlich im oberen Darmabschnitt vorhanden sind.

Laktobazillen produzieren rechtsdrehende Milchsäure und verhindern, dass sich unerwünschte Mikroorganismen wie E. coli, Salmonellen, Helicobacter pylori und einige Arten der Staphylokokken ausbreiten. Bei einer Antibiotikabehandlung vermeiden sie das Auftreten von Durchfällen und bei einer Lebensmittelvergiftung reduzieren sie die Auswirkungen der Gifte auf den Darm.

Für Allergiker ist eine ausreichende Präsenz von Laktobazillen von besonderer Bedeutung. Denn sie schützen sogenannte Makromoleküle davor, in die Blutbahn einzudringen und hier allergische Reaktionen auszulösen.

Eine besondere Bedeutung kommt den Laktobazillen bei der Bekämpfung der Candida-Hefepilze zu. Dies geschieht einerseits dadurch, dass sie Glykogen in Milchsäure umwandeln und hierdurch den pH-Wert im Darm senken und damit für ein unwirtliches Milieu für die Pilze sorgen und die Ansiedelung von gesunden Darmbakterien fördern. Hinzukommt, dass Laktobazillen in der Lage sind, Wasserstoffperoxid zu produzieren. Dieses tötet Candida direkt und hemmt außerdem das Wachstum von weiteren unerwünschten Bakterien.

Darüber hinaus können sie krebserregende Substanzen hemmen und Schadstoffe wie Quecksilber, Blei, Pestizide und Herbizide so verstoffwechseln, dass sie für den menschlichen Organismus erträglicher werden.

Escherichia coli

Escherichia coli gehören zu den Kolibakterien. Sie aktivieren das Immunsystem, sind bei einer Aufforstung der Darmflora aber nicht ganz so wichtig wie die Bifidobakterien und Laktobazillen.

Was schädigt die Darmflora?

Die Schädigung der Darmflora kann durch mehrere Ursachen ausgelöst werden, allen voran sind dies Medikamente wie Antibiotika, Cortison und Chemotherapeutika. Aber auch eine ungesunde Ernährung (viel Kaffee und Zucker), eine ballaststoffarme Ernährungsweise, Bewegungsmangel, zu viel tierisches Eiweiß und eine stressbelastete Lebensweise können die Darmflora beeinträchtigen. Darüber hinaus können sich auch Umweltschadstoffe wie Quecksilber, Blei und andere Schwermetalle, sowie Vireninfektionen ungünstig auf die Darmflora auswirken.

Antibiotika

Auffallend häufig wird die Darmflora durch die heutzutage allzu oft bedenkenlos eingesetzten Antibiotika aus ihrem Gleichgewicht verschoben. Eigentlich sind Antibiotika dazu vorgesehen, dass sie unerwünschte Bakterien abtöten, was bei ernsthaften bakteriellen Infektionen unbestreitbar auch lebensrettend ist. Doch wenn man die oft gedankenlos eingesetzten Antibiotika-Therapien bedenkt, die schon bei jeder kleinsten Erkältung zum Zuge kommen, dann stimmt das nachdenklich. Spätestens dann sollte man allerdings nachdenken, wenn nach einer Antibiotika-Therapie zwar der Schnupfen verschwunden ist, aber stattdessen diverse Unpässlichkeiten in den Alltag eingezogen sind.

Häufig äußern sich diese durch Blähungen, Durchfall, Unverträglichkeit von Nahrungsmitteln oder Bauchschmerzen. Auch Hautprobleme wie Ekzeme, Akne, Haarausfall oder permanente Müdigkeit können Folgen einer Antibiotikabehandlung sein. Doch wer denkt schon daran, dass all diese Symptome die Folge von Antibiotika sein können?

Eigentlich ist dieser Zusammenhang sehr einfach hergestellt. Wenn man sich vorstellt, dass Antibiotika die unerwünschten Bakterien abtöten sollen, dann kann man sich auch gut vorstellen, dass sie die erwünschten Bakterien gleich mit aussortieren. So wie das Wort Anti-Biotika ja eigentlich schon vermuten lässt, ist dieses Medikament **gegen** etwas.

Und wie der zweite Teil dieses Begriffs aussagt, ist dieses **„Gegen"** auf Bakterien gerichtet. Antibiotika sind also gegen Bakterien und beseitigen demnach alles, was sich ihnen in den Weg stellt. Dass hierzu auch die gesunden Darmbakterien gehören, die durch die Antibiotika-Therapie gleichsam mitvernichtet werden, erfährt man meistens erst, wenn dies bereits geschehen ist und genau die bereits erwähnten Symptome auftreten.

Ja, es klingt fast irrwitzig, dass ausgerechnet das Medikament, das unliebsame Bakterien beseitigen soll, letzten Endes dazu führt, dass auch gleichzeitig die uns schützenden Darmbakterien vernichtet werden. Das heißt also, dass uns durch die Antibiotika-Therapie auch gleichsam der Schutz vor weiteren Eindringlingen wie Viren, Bakterien Pilzen und Parasiten genommen wird.

Da ist es nicht verwunderlich, dass schon so mancher Patient erst nach einer Antibiotikatherapie so richtig ernsthaft erkrankte, weil die Wiederaufforstung der geschädigten Darmflora versäumt wurde. In diesen Fällen kommt es den unerwünschten Darmbakterien und Hefepilzen zugute, dass sie sich nach einem derartigen antibiotischen Kahlschlag wesentlich schneller ansiedeln können als die guten Bakterien wie Bifidobakterien und Laktobakterien. Ausgerechnet sind es genau diese Darmbakterien, die durch die Antibiotika besonders schnell beseitigt werden.

Inwieweit sich die Darmflora ohne die Zufuhr von Probiotika regenerieren kann, hängt von der Gesamtkonstitution des Menschen ab. Allerdings kann es ein sehr langer und mühsamer Weg sein, der sich durch die Einnahme von Probiotika abkürzen ließe.

In nicht wenigen Fällen wird eine Unterstützung von außen unausweichlich sein. Denn bei vielen Patienten führt die Antibiotikatherapie zum Einzug von Hefepilzen. Und wenn in dieser Situation keine Unterstützung der Darmflora erfolgt, kann dies der Beginn einer sehr mühevollen und langwierigen Therapie sein.

Konservierungsstoffe

Doch damit nicht genug, denn es gibt noch einen weiteren wichtigen Faktor, der die Darmflora schädigen kann, nämlich Konservierungsstoffe. Diese wirken im Darm leicht antibiotisch und führen somit zur Dezimierung der gesundheitsfördernden Darmbakterien. Konservierungsstoffe haben sich im Zeitalter unserer industriell gefertigten Lebensmittel wie eine Epidemie ausgebreitet.

Insbesondere bei Fertignahrung sind sie in großen Mengen vorhanden. Zu erkennen sind sie hinter den zahlreichen Verschlüsselungen der sogenannten E-Nummern.

Als die E-Nummern eingeführt wurden, stand das „E" seinerzeit für Europa und heute für EU/EG. Diese Bezeichnung wird in allen EU-Ländern einheitlich geführt. Hinter diesen über 320 verschlüsselten E-Nummern verbergen sich neben Konservierungsstoffen auch Farbstoffe, Emulgatoren, Geschmacksverstärker, Süßungsmittel, Säuerungsmittel und künstliche Aromen.

Hinter all diesen Bezeichnungen verbergen sich allerdings teilweise auch ganze Chemiecocktails, von denen wir Endverbraucher nicht mal ansatzweise eine Ahnung haben. Selbst wenn man sich bemüht und versucht, die in den Zutatenlisten angegebenen Substanzen genauer zu entschlüsseln, scheitert man meistens daran, dass man einen anderen Beruf als ein Chemiker gewählt hat. Man versteht eigentlich nur Bahnhof.

Doch manchmal reicht es aus, wenn man die menschliche Logik einschaltet und hinterfragt, welche Aufgabe Konservierungsstoffe eigentlich in Lebensmitteln übernehmen sollen. Wie das Wort schon sagt, sollen sie die Lebensmittel konservieren, also haltbarer machen. Dabei geht es darum, dass diese chemischen Substanzen dafür sorgen sollen, die Lebensmittel vor Angriffen von Bakterien zu schützen. Das ist nachvollziehbar und hat für die Lebensmittelindustrie und Verbraucher einige überzeugende Vorteile.

Aber was diese Substanzen in den Lebensmitteln bewirken, können sie womöglich auch im Darm erreichen. Dies kann zur Folge haben, dass die Konservierungsstoffe die gesundheitsfördernden Darmbakterien schädigen und dadurch zu einer krankhaften Darmflora führen.

Wem seine Darmgesundheit wichtig ist, sollte den Verzehr entsprechender Lebensmittel also genau überdenken und frisch zubereitete Mahlzeiten bevorzugen.

Strahlen- und Chemotherapie

Ein häufig vernachlässigter Aspekt bei Darmfloraschädigungen ist das Thema Strahlen- und Chemotherapie bei Krebspatienten. Als würden diese Patienten durch die anstrengenden und belastenden Behandlungen nicht schon genug strapaziert, kommt es durch diese Therapieverfahren bei sehr vielen Betroffenen zu Veränderungen der Darmflora.

Denn vergleichbar mit Antibiotika führen auch die Chemotherapeutika und Strahlenbehandlungen zu einer Vernichtung von gesunden Darmbakterien. Da dieser Zusammenhang in der Schulmedizin leider nicht gesehen wird, bleibt die eigentlich dringend benötigte Darmsanierung bei den meisten Patienten aus. Nicht selten nimmt hierdurch die Gesundheit weiteren Schaden.

Nicht nur die Tatsache, dass eine Aufforstung der geschädigten Darmflora insgesamt gesehen zu einer Verbesserung der Gesundheit bei

Krebspatienten sorgen kann, sondern auch die Linderung der häufig auftretenden chronischen Müdigkeit macht eine Darmsanierung für Krebspatienten so wertvoll. Außerdem sollte in diesem Zusammenhang auch bedacht werden, dass Probiotika über einen krebshemmenden Faktor verfügen.

Basenmittel

Seit einiger Zeit wird immer häufiger darauf aufmerksam gemacht, dass die gerade in der Naturheilkunde oftmals empfohlene Verabreichung von Basenmitteln zu einem ungünstigen Darmmilieu führen können.

Durch Basenmittel, die auf der Basis von Carbonaten hergestellt werden, kommt es tatsächlich zu einer Alkalisierung der Dickdarmflora. Ja, da will man sich mit Basenmitteln etwas Gutes tun und der allseits gefürchteten Übersäuerung des Gesamtorganismus entgegentreten, doch anstatt gesünder zu werden, handelt man sich eine Verschlechterung der Verdauungsleistung und insbesondere eine Schädigung der Darmflora ein. So manch einer ist erst durch die Einnahme von Basenmitteln in die gesundheitliche Abwärtsspirale geraten.

Da hat man zwar einerseits seinen Säure-Basen-Haushalt unterstützt, aber andererseits die Darmflora durch die im Darm stattfindende Alkalisierung in eine dramatische Schieflage befördert. Was ein hierdurch resultierender zu hoher pH-Wert für Folgen nach sich ziehen kann, lesen Sie in dem Kapitel „PH-Wert – eine wichtige Basis für die Darmgesundheit".

Doch nicht nur die Darmflora wird negativ beeinflusst, sondern auch die Magensäure, denn diese wird durch das Basenmittel neutralisiert und kann die zugeführte Nahrung nicht mehr ausreichend aufspalten, was zu einer zusätzlichen Belastung des Darms führt und auch den pH-Wert im Darm in die Höhe treibt.

Die Alternative zu den Carbonaten muss an dieser Stelle demnach ganz klar lauten: Basenmittel auf Citratbasis.

Ungesunde Ernährung

Wenn es um die Darmflora geht, führt kein Weg daran vorbei, sich auch mit dem Thema Ernährung auseinanderzusetzen. Denn all das, was wir täglich essen und trinken, hat einen unmittelbaren Einfluss auf die Darmgesundheit, weil die Darmflora quasi von dem lebt, was wir zu uns nehmen.

Unbestritten gelten Zucker und Alkohol als die „Hauptfeinde" einer gesunden Darmflora. Denn dies sind die besten Nährstofflieferanten für die unerwünschten schädlichen Darmbakterien. Der allseits gefürchtete Candida-Hefepilz explodiert förmlich, sobald man zuckerhaltige Lebensmittel verzehrt. Und je mehr derartige schädliche Darmbakterien Fuß fassen, umso mehr werden die nützlichen Bakterien verdrängt.

Wenn die Ernährung auf viel Fleisch besteht, wird hierdurch ein alkalisches Darmmilieu unterstützt, was ebenfalls ein vermehrtes Wachstum von unerwünschten Darmbakterien führt. Verschärft wird diese Situation, wenn die Ernährungsweise nicht durch eine ausreichende Zufuhr von Ballaststoffen ergänzt wird. Diese fördern das Wachstum von Laktobazillen und Bifidobakterien und unterstützen hierdurch die Aufrechterhaltung einer gesunden Darmflora.

Eine ungesunde Ernährung besteht auch, wenn trotz vorhandener Nahrungsmittel-Allergien oder -Intoleranzen die unverträglichen Lebensmittel verzehrt werden. Hierdurch kommt es zu ständigen Belastungen und Reizungen des Darm und Immunsystems.

Dieses Thema wird immer noch zu sehr vernachlässigt, sodass Nahrungsmittel-Intoleranzen bei vielen Patienten nicht diagnostiziert und behandelt und demzufolge die nicht verträglichen Lebensmittel weiterhin verzehrt werden.

Abführmittel

Abführmittel führen – wie der Name schon sagt, ab. Sie sorgen dafür, dass der Stuhlgang regelmäßig erfolgt, wenn der Darm aus eigener Kraft heraus nicht dazu imstande ist.

Ähnlich wie die Einnahme von Antibiotika und diversen anderen Medikamenten sicherlich in bestimmten Fällen ihre Berechtigung hat, so haben auch Abführmittel in bestimmten Fällen ihren Sinn. Denn wenn eine hartnäckige Verstopfung vorübergehend nicht anders in den Griff zu bekommen ist, wird kaum jemand etwas dagegen einwenden.

Anders verhält es sich allerdings, wenn es um eine länger andauernde Einnahme geht und sich der Darm ohne die Hilfe von außen nicht mehr eigenständig entleeren kann. Dann ist die Verwendung aus mehreren Gründen sehr bedenklich und gesundheitsschädigend.

Bedenklich ist in diesem Zusammenhang außerdem, dass mit der Zeit immer stärkere Abführmittel eingesetzt oder die Dosierungen erhöht werden, um die Abführwirkung überhaupt noch aufrecht erhalten zu können.

Die Folgen lassen dann allerdings nicht lange auf sich warten. Denn die Abführmittel wirken zunehmend zerstörerisch auf die Darmschleimhaut und die Darmflora ein. Wichtige Darmbakterien wie die Laktobakterien und Bifidusbakterien werden hierdurch dezimiert.

Wenn man sich nun vorstellt, dass fast 3 Millionen Menschen in Deutschland täglich Abführmittel einnehmen, dann kann man erahnen, wie verbreitet nicht nur Darmprobleme und Verstopfung sind, sondern auch die aus den Abführmitteln resultierenden Folgeerkrankungen. Eine besondere Gefährdung besteht insbesondere bei der Entstehung von Nieren- und Blasenkrebs.

Wenn der Darm bereits seit langer Zeit an Abführmittel gewöhnt ist, sollten diese nicht abrupt abgesetzt werden, denn der Darm hat quasi verlernt, sich eigenständig zu entleeren. Hier ist es wichtig, die Abführmittel langsam auszuschleichen und die Verdauung mit Ballast- stoffen, Bewegung und verdauungsfördernden Lebensmitteln wie Sauerkraut, Flohsamen, Trockenpflaumen zu unterstützen. Das Meiden von stopfenden Nahrungsmitteln wie Süßigkeiten, Kakao, Fleisch und Weißmehlprodukten sollte selbstverständlich sein.

Umweltschadstoffe

Dass Umweltschadstoffe an der Entstehung diverser Krankheiten beteiligt sein können und auch zu einer Darmdysbiose führen, ist für viele Menschen noch immer unvorstellbar. Dabei sind umweltbedingte Erkrankungen heutzutage weitaus verbreiteter als dies im Allgemeinen bekannt ist. Immerhin geht man mittlerweile von ungefähr 1–2% aller Patienten einer allgemeinmedizinischen Praxis aus.

Allerdings wissen die meisten Betroffenen nichts von den Schadstoffen, die in ihnen schlummern und auf vielfältige Art und Weise die Gesundheit beeinträchtigen. Dabei könnten insbesondere Personen mit chronischen Erkrankungen wie beispielsweise Neurodermitis, Schuppenflechte, Rheuma, Allergien oder Fibromyalgie oftmals sehr stark von der Beseitigung der belastenden Schadstoffe profitieren.

Auch wenn diese Krankheitsbilder auf den ersten Blick sehr unterschiedlich sind, so kann dennoch eine Schadstoffbelastung als Ursache zugrundeliegen. Die verschiedenartige Krankheitsausprägung hängt damit zusammen, dass jeder Organismus anders auf die Konfrontation mit den Schadstoffen reagiert, und jeder Körper seine ganz persönlichen Schwachstellen aufweist.

Leider wird dieses Thema in der Schulmedizin und in der Öffentlichkeit allzu sehr verharmlost, was dazu führt, dass Schadstoffbelastungen bei vielen Menschen gar nicht diagnostiziert werden. Zum Leidwesen vieler Betroffener bleibt der Aspekt der Umweltschadstoffe meistens völlig unbeachtet, sodass die tatsächliche Ursache oder zumindest doch der Mitauslöser der Erkrankung nicht beseitigt wird. Und solange die belastenden Schadstoffe nicht aus dem Körper entfernt werden, wird so mancher Kampf um die Gesundheit erfolglos bleiben. Auch eine Darmsanierung wird dann niemals den gewünschten Erfolg erreichen.

Wenn man bedenkt, dass wir heutzutage mit über 7 Millionen chemischen Verbindungen konfrontiert sind, jährlich noch ca. 250.000 weitere hinzukommen und wir täglich mit ungefähr 5.000 dieser Substanzen in Kontakt kommen, dann ist es doch gar nicht mehr verwunderlich, dass ein Mensch hierdurch erkranken kann.

Von diesen zahlreichen verschiedenen Schadstoffen sind es neben Blei, Palladium und Cadmium insbesondere Amalgamfüllungen, die aufgrund des herausgelösten hochgiftigen Quecksilbers zu zahlreichen schwerwiegenden Krankheiten führen können.

Meistens wird durch die Amalgamfüllungen auch die Darmflora in Mitleidenschaft gezogen, denn durch Kauvorgänge und Schlucken ist es nicht zu vermeiden, dass das aus den Zahnfüllungen herausgelöste Quecksilber in den Verdauungskanal und insbesondere den Darm gelangt. Hier kommt es unweigerlich zu einer Schädigung der Darmflora, allerdings gelangt das Quecksilber von hier aus auch in diverse andere Körperregionen wie beispielsweise zu den Hormondrüsen, zur Leber und zu den Nieren.

Wenn also eine Darmfloraschädigung vorliegt und Amalgamfüllungen vorhanden sind, dann wird es kaum möglich sein, eine erfolgreiche Darmsanierung durchzuführen, solange das Amalgam nicht beseitigt wird. Erschwerend kommt nämlich hinzu, dass mit einer Schwermetall-belastung fast immer auch eine Belastung mit dem Candida-Hefepilz einhergeht, was die Schädigung der Darmflora weiter vorantreibt. Gerade bei sich als resistent und hartnäckig erweisenden Candida-Infektionen zeigt sich nicht selten eine dahinter gelagerte chronische Amalgambelastung als Ursache. So ist es manchmal der einzige Weg, die Amalgamfüllungen zu entfernen und das Quecksilber aus dem Körper auszuleiten, um erfolgreich den Candida zu besiegen und die Darmflora zu regenerieren.

Da eine umweltbedingte Erkrankung sehr komplex ist und sehr viel Erfahrung bedarf, ist es unerlässlich, sich bei einem entsprechenden Verdacht an einen auf dieses Thema spezialisierten Therapeuten zu wenden. Eine unsachgemäße Entfernung von Amalgamfüllungen kann nämlich am Ende mehr Schaden anrichten, als dass es eine Entlastung für den Körper wäre.

Und auch die Diagnostik, ob tatsächlich Umweltschadstoffe eine Rolle spielen, sollte man einem erfahrenen Umweltmediziner überlassen. Denn nicht immer ist es so offensichtlich, dass Amalgam die Quecksilberquelle ist, sondern auch Impfstoffe sind nach wie vor leider noch quecksilberhaltig. Zu erkennen ist dies an der Bezeichnung „Thiomersal", das die Impfstoffe steril hält und bereits seit 1930 als Zusatzstoff verwendet wird.

Es würde an dieser Stelle zu weit reichen, noch ausführlicher auf diese Thematik der Umweltschadstoffe einzugehen. Wenn Sie weitere Einblicke wünschen, lesen Sie meine Bücher „Amalgam frisst meine Seele" ISBN 978-3-942179-01-0 und „Entgiften von A-Z" ISB 978-3-942179-11-9, erschienen im Rainer Bloch Verlag.

Verdauungsschwäche

Eine unzureichende Verdauungsleistung der Bauchspeicheldrüse, Galle und Leber sowie eine ungenügende Menge an Magensäure ist viel häufiger die Ursache einer Darmdysbiose, als dies im Allgemeinen angenommen wird. Wird die Verdauungsschwäche nicht beseitigt, kann die Darmflora nicht erfolgreich und dauerhaft regenerieren. Ausführliche Informationen lesen Sie in dem Kapitel „Verdauungsschwäche".

Weitere schädliche Einflüsse

Neben den bereits erwähnten Faktoren, die sich ungünstig auf die Darmflora auswirken können, gibt es noch einige weitere. Allen voran sind dies Medikamente wie Cortison und Antirheumatika.

Darüber hinaus können auch Hormonpräparate wie die Pille oder Wechseljahrespräparate dazu führen, dass die Darmflora ihr Gleichgewicht verliert. Jedenfalls wäre das eine logische Erklärung dafür, dass viele Frauen während und nach den Wechseljahren Gewichtsprobleme und Verdauungsbeschwerden beklagen.

Nach neuesten Erkenntnissen scheinen ungünstige Verhältnisse des Darmmilieus schließlich Gewichtsprobleme zu begünstigen. Und nicht zuletzt wird die Darmflora auch durch permanenten Stress beeinträchtigt.

Verdauungsschwäche – eine oft vernachlässigte Ursache für eine geschädigte Darmflora

Dass es eine Verdauungsschwäche gibt, ist vielen Menschen gar nicht bewusst. Erschwerend kommt hinzu, dass dieses Thema im Praxisalltag leider auch allzu oft unberücksichtigt bleibt, sogar von Therapeuten, die sich durchaus mit Darmsanierungen auskennen.

Doch wenn man sich mit dem Thema Darmsanierung auseinandersetzt, sollte man sich unbedingt auch mit einer möglichen „Verdauungsschwäche" beschäftigen. Denn nicht immer lässt sich eine aus dem Gleichgewicht geratene Darmflora allein durch Präparate beheben, die auf eine Wiederaufforstung der gesunden Darmbakterien ausgerichtet sind.

Stattdessen ist erst durch die Einnahme von Enzymen und anderen verdauungsfördernden Präparaten in vielen Fällen tatsächlich eine durchgreifende und langfristig andauernde Darmsanierung erst möglich.

Nicht immer erfassen altbekannte Redewendungen und Weisheiten die Quintessenz, auf die es heutzutage tatsächlich ankommt. Denn wenn man sich beispielsweise daran halten würde „Du bist, was du isst", dann würde man spätestens bei einer Darmsanierung diese Weisheit anzweifeln bzw. diese zumindest als nicht vollständig empfinden.

Genau genommen leben wir nämlich nicht von dem, was wir essen, sondern vielmehr von dem, was wir verdauen. Dies ist ein wesentlicher Unterschied, denn nicht allein die Qualität unserer Nahrungsmittel ist für unsere Gesundheit entscheidend, sondern mindestens genauso maßgebend ist die Qualität der Verdauung. Wahrscheinlich ist sie sogar noch wichtiger als die Auswahl unserer Lebensmittel.

Genau diesen Aspekt hatte seinerzeit auch der bekannte österreichische Arzt F.X. Mayr erkannt und die Verdauung als Basis für die gesundheitliche Verfassung verantwortlich gemacht. Dass dieses Thema heutzutage aktueller denn je ist, konnte seinerzeit F.X. Mayr allerdings noch nicht ahnen. Heutzutage ist die Fehlverdauung nämlich ein riesengroßes Thema, das mit zunehmendem Wohlstand, denaturierten Lebensmitteln, einem hohen Zuckerkonsum und einer stressüberladenen Lebensführung fast zum Normalzustand geworden ist.

Und viele heutige Zivilisationserkrankungen sind immer mehr auch als eine Folge dieser Verdauungsstörungen zu sehen. Ist die Verdauung nämlich geschwächt, können auch die besten und hochwertigsten Lebensmittel und Nahrungsergänzungsmittel nicht für eine optimale Gesundheit sorgen.

Besonders fatal ist dies in Situationen, wenn der nicht trainierte oder gar erkrankte Darm ständig mit für ihn unverträglichen Nahrungsmitteln konfrontiert und überlastet wird. Können diese nicht ausreichend aufgespalten werden, weil aufgrund der Verdauungsschwäche zu wenige Verdauungssäfte und -enzyme vorhanden sind, kann es zu ernsthaften gesundheitlichen Folgen kommen. Die nicht verdauten Nahrungsbestandteile führen im Darm nämlich zu Gärungs- und Fäulnisprozessen, die fatalerweise Belastungen von anderen Organen wie unter anderem der Leber nach sich ziehen.

Es ist also von großer Bedeutung, wie der Körper mit den zugeführten Nahrungsmitteln umgeht. Was beispielsweise geschieht mit einem Mettbrötchen, das wir hastig verschlingen und das bedingt durch unsere Verdauungsschwäche drei lange Tage im Darm verbleibt? Was kommt am Ende des Verdauungsprozesses von dem Brötchen wieder heraus und welche Nährstoffe wurden verwertet?

Haben die Zwiebeln vielleicht zwischenzeitlich zu Blähungen geführt? Hat das Brötchen überhaupt einen Beitrag dazu geleistet, den Körper mit notwendigen Nährstoffen zu versorgen?

Eine optimale Verdauung kann nur funktionieren, wenn all die, an diesem Prozess beteiligten Organe, ihre jeweiligen Aufgaben hundertprozentig ausfüllen. Der gesamte Verdauungsprozess ist äußerst komplex und quasi wie ein Uhrwerk aufgestellt. Fällt nur eines dieser noch so unwichtig erscheinenden Rädchen aus oder funktioniert es nicht ganz einwandfrei, kommt sozusagen Sand ins Getriebe. Dies hat unweigerlich zur Folge, dass das perfekte Zusammenspiel aller beteiligten Organe, die zwischen dem Mund und dem Enddarm anwesend sind, beeinträchtigt wird.

Man kann sich die Prozesse im Verdauungstrakt auch wie einen Dominoeffekt vorstellen. Denn wenn ein Dominosteinchen umfällt, reißt es die nachfolgenden Steinchen mit um. Übertragen auf den Verdauungsprozess bedeutet dies, dass ein Defekt im oberen Bereich des Verdauungstraktes weitere Auswirkungen für alle nachfolgenden Organe mit sich bringt. Ist beispielsweise aufgrund von unzureichendem Kauen zu wenig Speichel im Mund vorhanden, können bereits zu Beginn des Verdauungsprozesses nicht genügend Enzyme gebildet werden.

Wenn man also zu schnell kaut und die Mahlzeiten nur halb zerkaut herunter schlingt, sind die nachfolgenden Verdauungsorgane in der ungünstigen Lage, dass sie die Fehlleistung des Kauvorgangs wieder auffangen müssen. Sind sie hierzu jedoch nicht fähig, wovon in den meisten Fällen auszugehen ist, gelangt der Nahrungsbrei in einem unzureichend verdauten Zustand in den Magen. Fehlt es an dieser Stelle an ausreichender Magensäure, verschärft sich die Situation.

Denn dies führt dazu, dass der Nahrungsbrei in einem völlig schlecht vorverdauten Zustand den Darm erreicht und dieser hoffnungslos überfordert ist.

Man kann sich nun leicht vorstellen, wie die Darmflora durch diese Situation in eine Schieflage geraten kann und hierdurch eine Dysbakterie unterstützt oder sogar ausgelöst wird. Denn im Darm vorhandene unzureichend verarbeitete Nahrungsbestandteile führen unweigerlich zu Gärungs- und Fäulnisprozessen, was die Ausbreitung von schädlichen Darmbakterien begünstigt.

Damit der Verdauungsprozess also einwandfrei vonstatten gehen kann, muss jedes Verdauungsorgan seinen Beitrag dazu leisten, die jeweils erforderlichen Verdauungssäfte und -enzyme zu bilden. Nur hierdurch ist es überhaupt möglich, dass die aufgenommene Nahrung vollständig aufgespalten wird.

Um das Vorhandensein einer Verdauungsschwäche zu überprüfen, ist es sinnvoll, entsprechende Parameter über eine Stuhlprobe zu untersuchen. Hier kann beispielsweise festgestellt werden, inwieweit eine Enzymschwäche der Bauchspeicheldrüse vorhanden ist.

Bauchspeicheldrüsenschwäche

Eine Pankreas-Insuffizienz ist eine Erkrankung der Bauchspeicheldrüse, bei der es zu einer unzureichenden Produktion von Verdauungsenzymen kommt. Neben dem Insulin, das für die Verstoffwechselung von Zucker benötigt wird, produziert die Bauchspeicheldrüse Enzyme wie Amylasen, Lipasen und Trypsin. Diese werden in den Darm abgesondert, um hier die Nahrung mithilfe dieser Verdauungsenzyme aufzuspalten. Ist die Bauchspeicheldrüse jedoch geschwächt, kann sie ihren wichtigen Aufgaben wie der Produktion von Verdauungsenzymen und Insulin nicht mehr nachkommen.

Eine Bauchspeicheldrüsen-Insuffizienz tritt in der Regel als eine Folge einer akuten Entzündung der Bauchspeicheldrüse auf. Inwieweit es zu einer chronischen Insuffizienz der Bauchspeicheldrüse kommt, hängt von dem Ausmaß der Entzündung ab und inwieweit es zu einer Zerstörung von Gewebe gekommen ist.

Allerdings können auch andere Bedingungen dazu führen, dass die Bauchspeicheldrüse in ihrer Funktion geschwächt wird, am häufigsten ist Alkohol der Auslöser. Bei Kindern steht die Erkrankung meistens im Zusammenhang mit Mukoviszidose. Eine Pankreasinsuffizienz kann allerdings auch in Verbindung mit Diabetes stehen, seltener ist Bauchspeicheldrüsenkrebs die Ursache für die nachlassende Leistung dieses wichtigen Verdauungsorgans.

Auch eine chronische Schwermetallbelastung (insbesondere Blei) kann zu einer Beeinträchtigung der Bauchspeicheldrüse führen, was in der Diagnostik nur selten berücksichtigt wird.

Eine geschwächte Bauchspeicheldrüse (Pankreas) macht sich durch eine unzureichende Verdauung der Nahrung bemerkbar. Zu Beginn der Erkrankung treten Symptome allerdings nicht zwangsläufig auf, obwohl bereits Veränderungen der Bauchspeicheldrüse eingetreten sind. Somit wird bei vielen Betroffenen die Diagnose einer Bauchspeicheldrüseninsuffizienz erst nach einem längeren Leidensweg festgestellt. Meistens ist hier schon ein längerer Weg mit diversen Selbstversuchen vorausgegangen, um die im Laufe der Zeit zugenommenen Verdauungsprobleme in den Griff zu bekommen.

Symptome, die im Zusammenhang mit einer Bauchspeicheldrüsenschwäche stehen, treten insbesondere nach fetthaltigen Mahlzeiten auf. Diese äußern sich häufig durch Blähungen und Bauchschmerzen, aber auch helle, voluminöse, auf der Wasseroberfläche schwimmende Stühle, die sich nur schwer spülen lassen und stark riechen, können hieraus resultieren. Häufig tritt auch Durchfall auf.

Diese Probleme entstehen dadurch, dass die unzureichend verdaute Nahrung in tiefer liegende Darmabschnitte gelangen, die mit der umfangreichen Verdauung völlig überfordert sind und insbesondere die erforderliche Verdauung von Eiweißen und Fetten nicht übernehmen können.

Die Situation wird schließlich noch verschlechtert, indem der unvollständig verdaute Nahrungsbrei vom Dünndarm in den Dickdarm weitergeleitet wird und die dort angesiedelten Darmbakterien durch die hier stattfindende Restverdauung Darmgase produzieren, die sich durch heftige Bauchschmerzen und Blähungen bemerkbar machen.

Eine Schwäche der Bauchspeicheldrüse kann zu unterschiedlichen gesundheitlichen Beeinträchtigungen führen, und je länger die Situation andauert, umso größer ist die Gefahr, dass sich auch eine Darmdysbiose entwickelt. Diese äußert sich bei einer geschwächten Bauchspeicheldrüse insbesondere durch eine übermäßige Fäulnisflora, weil die unverdauten Eiweiße und Fette im Dickdarm zu einer Vermehrung der hierfür zuständigen Bakterien führen.

Bei vielen Patienten geht die Bauchspeicheldrüsenschwäche mit einem deutlichen Gewichtsverlust einher, manche haben auch Schwierigkeiten, an Gewicht zuzunehmen, meistens kommt es auch zu Mangelernährung, Vitaminmangel und Malabsorption, was weitere gesundheitliche Beeinträchtigungen nach sich zieht. Einige Patienten sind auch von Schmerzen betroffen, die sich durch Muskelkrämpfe und Knochenschmerzen bemerkbar machen. Leicht auftretende Blutergüsse und Nachblindheit können weitere Indikatoren einer geschwächten Bauchspeicheldrüse sein.

Die Behandlung der Bauchspeicheldrüseninsuffizienz besteht hauptsächlich aus der Verabreichung von entsprechenden Enzymen, die in der Lage sind, Eiweiß (Protease), Kohlenhydrate (Amylase) und Fette (Lipase) aufzuspalten. Diese Enzymkapseln werden erst im Dünndarm freigesetzt, um hier ihre volle Wirkung zu entfalten.

Auch die Lebensweise sollte der Erkrankung angepasst werden, wobei hier insbesondere der Verzicht auf Alkohol und Zigaretten vorrangig sein sollte. Vom Rauchen ist bekannt, dass es zu einer reduzierten Pankreas-Sekretion führt und das Risiko, an Bauchspeicheldrüsenkrebs oder einer –insuffizienz zu erkranken, erhöht ist.

Die Mahlzeiten sollten fettreduziert, aber nicht komplett fettfrei sein, weil immer auch eine gewisse Menge an Fetten und hier insbesondere den ungesättigten Fettsäuren benötigt wird. Außerdem sollten die Mahlzeiten nicht zu viele ballaststoffreiche Lebensmittel enthalten, weil diese Symptome verschlimmern können. Dennoch sollten die Mahlzeiten kohlenhydratreich sein. Am verträglichsten sind diese, wenn sie auf mehrere kleinere Portionen über den Tag verteilt verzehrt werden.

Um festzustellen, ob eine Bauchspeicheldrüseninsuffizienz vorliegt, wird durch eine Bestimmung des Bauchspeicheldrüsenenzyms Elastase in einer Stuhlprobe festgestellt. Bei einem anderen Test wird über einen Zeitraum von 24 Stunden die Fettausscheidung im Stuhl untersucht, um eine Fettverdauungsstörung feststellen zu können.

Erfahrungen von Betroffenen zeigen immer wieder, dass durch diese Testverfahren leichtere Insuffizienzen nicht immer ermittelt werden können. Hier sind die Patienten oftmals sehr auf sich allein gestellt und müssen durch viel Ausprobieren von verträglichen Nahrungsmitteln und nützlichen Enzymen herausfinden, wie sie ihre Symptome lindern können.

Dysbakterie – wenn die Darmflora ihr Gleichgewicht verliert

Obwohl eine Dysbakterie sehr weit verbreitet ist, wissen viele Betroffene von ihrem Ungemach im Bauch meistens nichts. Zwar wundern sie sich über häufige Blähungen, Darmgeräusche, Durchfälle oder Verstopfung, aber dass die Ursache für diese lästigen Symptome möglicherweise in einer gestörten Darmflora zu finden ist, ahnen nur die wenigsten von ihnen.

Eine Dysbakterie, auch Dysbiose genannt, ist eine Störung der natürlichen Lebensgemeinschaft, die der Mensch und seine im Darm lebenden Mikroorganismen führen. Bei gesunden Menschen haben die freundlichen Darmbakterien die Überhand und halten die krank machenden Bakterien in Schach. Um gesund zu bleiben, ist der Mensch also auf die zuverlässige Arbeit dieser freundlichen Darmbakterien angewiesen.

Ein gesundes Verhältnis liegt dann vor, wenn etwa 85% darmfreundliche Bakterien und 15% Fäulnisbakterien vorhanden sind. Diesen Zustand nennt man im Gegensatz zur Dysbiose Eubiose.

Wenn die Fäulnisbakterien die Überhand gewonnen haben, macht sich dies nicht nur durch diverse unangenehme Verdauungsbeschwerden bemerkbar, sondern auch durch zumeist sehr faulig riechende Blähungen. Die Blähungen, die im Zusammenhang mit Kohlenhydraten entstehen, sind hingegen geruchsloser.

Die wichtigsten Gegenspieler der schädlichen Bakterien (Kolibakterien) sind die Bifidobakterien und Laktobakterien. Sie sind die hauptverant-wortlichen Bakterien, die das Gleichgewicht der Darmflora aufrecht erhalten. Wenn dieses jedoch seine Balance verliert und die krankmachenden (pathogenen) Bakterien den gesunden Mitbewohnern den Lebensraum streitig machen, wird aus der einstigen Symbiose eine Dysbiose. Eine Dominanz dieser unfreundlichen Bakterien kann zu schwerwiegenden Krankheiten führen.

Die Ursachen für eine Dysbiose sind sehr vielfältig, doch sehr häufig steht am Anfang der Dysbakterie eine Antibiotikaeinnahme, insbesondere, wenn diese langfristig oder wiederholte Male erfolgte. Antibiotika haben den großen Nachteil, dass sie nicht nur die krankmachenden, sondern auch die freundlichen Darmbakterien abtöten. Hierdurch entstehen freie Bereiche in der Darmflora, die schnell durch unfreundliche Bakterien und Parasiten übernommen werden, da diese schneller bei einer Wiederansiedelung reagieren als die nützlichen Darmbakterien.

Bei einer Dysbiose sind bei den meisten Patienten Hefepilze vorhanden, allen voran ist dies der Candida albicans, aber auch andere Candida-Arten wie unter anderem Candida krusei, Candida glabrata und Candida tropicalis. Insgesamt gibt es ungefähr 150 verschiedene Candida-Arten, von denen allerdings viele nicht als potentielle Krankheitserreger gelten.

Neben dem Candida sind bei einer Dysbiose oftmals auch weitere pathogene Keime im Darm vorhanden wie unter anderem Clostridien, Proteus vulgaris, Staphylococcus aureus und Pseudomonas pyocynea.

Die Ansiedelung dieser schädlichen Bakterien hat allerdings nicht nur die Verdrängung der freundlichen Darmbakterien zur Folge, sondern auch, dass deren Stoffwechsel zu einer gesundheitlichen Belastung führt. Denn sie produzieren zahlreiche Giftstoffe wie beispielsweise die Eiweißzersetzungsprodukte Indikan und Skatol.

Die Anwesenheit dieser giftigen Ausscheidungen gilt übrigens als ein deutlicher Hinweis auf eine Dysbakterie und Mykosen, und sie allein können schon diverse gesundheitliche Beeinträchtigungen auslösen oder die Entstehung von Krankheiten begünstigen. Besonders die Leber wird durch die Existenz dieser Schadstoffe stark belastet, und schon manch einer ist infolgedessen an einer Leberzirrhose erkrankt, obwohl er niemals Alkohol getrunken hat.

Je mehr sich diese unliebsamen Darmbewohner ausbreiten, umso mehr ziehen sich die gesundheitsfördernden Darmbakterien wie Bifido-bakterien und Laktobakterien zurück. Entscheidend für diesen Rückzug ist aber nicht allein das Ausbreiten dieser „Feinde", sondern auch das im Darm vorhandene Milieu. Während die krankmachenden Bakterien ein alkalisches Milieu benötigen, können die freundlichen Bakterien nur bei einem Darm-pH-Wert von maximal 6,5 existieren.

Wenn der Stuhl-pH alkalisch ist, erschwert dies logischerweise die Ansiedelung der nützlichen Bakterien.

Eine ganz wesentliche Folge einer Dysbiose ist auch die unzureichende Sauerstoffversorgung des Gewebes. Hierdurch werden Schlackenstoffe und Abfallsubstanzen nicht mehr abgebaut und aus dem Körper ausgeleitet, sondern im Bindegewebe eingelagert. Dies ist eine wesentliche Grundlage der Selbstvergiftung des Körpers.

Erschwerend kommt hinzu, dass auch die Versorgung mit wichtigen Nährstoffen reduziert wird, weil die Aufnahme in die Blutbahn nicht vollständig erfolgen kann. Dieser Zustand, der als Malabsorption bezeichnet wird, führt zu einer Fehlversorgung des Organismus mit wichtigen Vitaminen und Mineralstoffen.

Je mehr das Darmmilieu in eine Schieflage geraten ist, umso vielfältiger zeigen sich die gesundheitlichen Beeinträchtigungen. Da das Immunsystem zu etwa 80% im Darm angesiedelt ist, kommt es zu einer verminderten Abwehrbereitschaft, sodass chronische oder häufige Infekte auf eine Dysbiose zurückzuführen sind.

Auch bei Nahrungsmittelintoleranzen liegt der Ursprung sehr häufig in einer Dysbiose. Hier kommt es häufig zu beeindruckenden Verbesserungen, wenn die Darmsanierung erfolgreich durchgeführt wird. Genauso verhält es sich bei Beschwerden wie Blähungen, Hauterkrankungen, Allergien, chronischer Müdigkeit und Blutzuckerproblemen, um nur einige Symptome und Folgeerkrankungen zu nennen.

Obwohl eine Dysbakterie die Grundlage für zahlreiche Beschwerden und Krankheitsbilder sein kann, wird der Zustand der Darmflora in der Regel nicht hinterfragt, sodass diese nicht mit einer defekten Darmflora in Verbindung gebracht werden.

Um jedoch gesünder zu werden, führt für naturheilkundlich ausgerichtete Therapeuten bei vielen dieser Krankheiten und beim Vorliegen einer Dysbakterie kein Weg an einer umfassenden Darmsanierung vorbei. Denn erst durch die Beseitigung der pathogenen Darmbakterien und die

Neuansiedlung der gesunden Bakterien kann das gewünschte Wohlbefinden erreicht werden.

Geschieht dies nicht und bleibt das krankhafte Darmmilieu weiterhin bestehen, verschlimmern sich meistens die bereits vorhanden Beschwerden und weitere kommen hinzu. Bei vielen Betroffenen hat dies zur Folge, dass immer weniger Nahrungsmittel vertragen werden, die bereits bestehenden Verdauungsprobleme weiter zunehmen und Fäulnis- und Gärungsprozesse irgendwann zum ganz normalen Alltag bzw. Wahnsinn gehören. Denn wer täglich Blähungen hat und sich hierdurch in seiner Lebensqualität zunehmend eingeschränkt fühlt, findet das alles irgendwann nicht mehr witzig.

Besonders stark wird durch eine dauerhafte Dysbiose die Gesundheit der Darmschleimhaut beeinträchtigt. Je länger die Dysbiose nämlich unbehandelt bleibt, umso größer wird die Gefahr, dass sich als Folge das Leaky Gut Syndrom entwickelt und die Darmschleimhaut durchlässig wird.

Ob eine Dysbakterie vorliegt und eventuell schon die Darmschleimhaut durchlässig geworden ist, sollte durch eine Stuhlprobenuntersuchung in einem darauf spezialisierten Labor überprüft werden. Auch eine Candida-Infektion und die Existenz von anderen pathogenen Keimen kann hierdurch festgestellt werden.

Darmkrankheiten und –symptome

Blähungen

Dass sich im Darm Gase entwickeln, ist ein ganz normaler Stoffwechselvorgang, der infolge des Abbauprozesses des Nahrungsbreis entsteht. Auch wenn man es nicht bewusst wahrnimmt, so werden im Darm täglich immerhin mehr als 1,5 Liter Gase produziert. Diese verflüchtigen sich, indem sie in der Regel geräusch- und geruchslos den Körper über den Darm verlassen.

Anders ist es hingegen, wenn das Gasvolumen deutlich zunimmt und sich hieraus Blähungen entwickeln. Treten diese regelmäßig auf, wird dieser Zustand als Meteorismus bzw. Flatulenz bezeichnet. Je nach Ausprägung können Blähungen zu einer großen persönlichen Belastung werden. Denn nicht nur die unangenehmen Düfte und Geräusche, die der Körper zum Leidwesen der Betroffenen von sich gibt, sondern auch die Begleiterscheinungen wie schmerzhafte Bauchschmerzen, Koliken, Verstopfung und Durchfälle tragen zum Unwohlsein bei.

Einige Personen sind durch ihre täglichen Blähungen sogar so stark eingeschränkt, dass sie aufgrund der für die Umwelt wahrnehmbaren Geräusche und Gerüche das Haus an manchen Tagen nicht verlassen.

Doch die Beeinträchtigung der Lebensqualität beschränkt sich nicht allein auf die Geräusch- und Geruchsbelästigung, sondern betrifft darüber hinaus auch noch weitere körperliche Beschwerden, die als Folge der Blähungen auftreten. Je stärker die Blähungen ausgeprägt sind, umso mehr ist mit Symptomen zu rechnen, die sich insbesondere durch die Anhebung des Zwerchfells ergeben und sogar zu Herzbeschwerden führen können.

Ein weiteres Problem ist allerdings, dass durch die Blähungen Gase und Giftstoffe entstehen, die den Körper belasten und zu einer Selbstvergiftung führen können. Welche Auswirkungen dies für die gesamte Gesundheit haben kann, lesen Sie in dem Kapitel „Selbstvergiftung des Körpers".

Die Ursachen für Blähungen sind sehr vielfältig wie beispielsweise eine falsche Ernährung, eine Verdauungsschwäche oder Nahrungsmittel-intoleranzen. Diese herauszufinden, ist viel leichter gesagt als getan, zumal in einigen Fällen auch eine Kombination aus mehreren Faktoren zugrundeliegt.

Wenn beispielsweise aufgrund einer Verdauungsschwäche stetig unverdauter Nahrungsbrei in den Dickdarm transportiert wird, kommt es durch die dort ansässigen Darmbakterien zwangsläufig zu einer

Gasproduktion und demzufolge zu Blähungen. Besonders häufig entstehen Blähungen durch den Candida-Hefepilz. Bei vielen Personen sind es erst die Blähungen, die überhaupt auf den Candida aufmerksam machen. Besonders nach zucker- und kohlenhydrathaltigen Mahlzeiten treten die Blähungen auf, die nicht selten durch weitere Symptome wie Schwindel, bleierne Müdigkeit oder Gehirnnebel begleitet werden. Wenn neben den Blähungen jedoch auch Erbrechen, Übelkeit oder sichtbares Blut im Stuhl auftreten, dann sollte unbedingt eine weitere ärztliche Abklärung erfolgen, um mögliche ernsthafte Erkrankungen zu überprüfen.

Grundsätzlich sollte man keine Mühe scheuen, den Auslöser für die ständigen Blähungen herauszufinden. Denn nur wenn dieser beseitigt ist, kann eine dauerhafte Beschwerdefreiheit erreicht werden.

Unabhängig von der Ursache kann man eine Erleichterung der Blähungen durch Einläufe, die Colon-Hydro-Therapie und das Tragen eines ANO erreicht werden. Diese Maßnahmen sollten nicht als alleinige Therapiebausteine angewendet werden, sondern begleitend zu den anderen angezeigten Maßnahmen.

Candida

Wer eine Darmsanierung erfolgreich durchführen möchte, wird kaum sein Ziel erreichen, wenn er eine vorliegende Candida-Belastung unberücksichtigt lässt. In vielen Fällen einer Darmdysbiose ist davon auszugehen, dass dieser unliebsame Mitbewohner Candida albicans im Darm Einzug gehalten hat und eine Sanierung des Darmmilieus deutlich erschwert. Denn sobald die Darmflora ins Ungleichgewicht geraten ist, bildet dies eine ideale Umgebung, in der sich Hefepilze wohlfühlen, sich ernähren und ausbreiten können.

Ist die Darmflora jedoch intakt, was ja das Ziel einer Darmsanierung ist, dann wird diesem unliebsamen Pilz die Existenzgrundlage entzogen, indem die gesunden Darmbakterien dem Pilz seinen Platz streitig machen und ihn verdrängen bzw. ihn erst gar nicht zulassen.

Insbesondere Menschen mit einer regelmäßigen Einnahme von Cortison, Antibiotika oder immununterdrückenden Medikamenten sind prädestiniert, von einer Candida-Infektion betroffen zu werden, denn diese Präparate sorgen durch die Beseitigung lebensnotwendiger guter Darmbakterien für ein Darmmilieu, das wie geschaffen für den Candida ist. Auch eine ungesunde Ernährung, die aus viel Zucker, Alkohol und Weißmehl besteht, viel Stress, sowie chronische Infektionen mit diversen Bakterien oder Viren tragen ebenfalls dazu bei, dass sich der Candida ausbreiten kann.

Auch wenn die Schulmedizin den Candida-Hefepilz noch immer allzu oft bagatellisiert und als eine „Modeerscheinung" bezeichnet, so ist man dennoch gut beraten, bei diesem Thema den Empfehlungen der Naturheilkunde zu folgen. Denn der Candida ist unter naturheil-kundlichen Gesichtspunkten durchaus ein krankhafter Befund, der zu zahlreichen gesundheitlichen Problemen führen kann.

Neben vergleichsweise harmlosen Beschwerden wie Blähungen, Bauchschmerzen und Durchfall kann er auch schwerwiegendere Symptome und Erkrankungen begünstigen oder verursachen wie Haarausfall, brüchige Nägel, chronische Ekzeme, Schuppenflechte, Neurodermitis, chronische Entzündungen der Magen- und Darmschleimhaut, Scheidenpilze und chronische Müdigkeit.

Die vielfältigen Beschwerden, die im Zusammenhang mit dem Candida auftreten können, machen es Therapeuten nicht immer leicht, die richtige Diagnose zu stellen. Erst spezielle Testverfahren wie eine Stuhl- oder Urinprobe und eine entsprechende therapeutische Erfahrung bringt in vielen Fällen Licht ins Dunkel.

Als ein besonders deutliches Zeichen gilt eine extreme Müdigkeit, die hauptsächlich nach zuckerhaltigen Mahlzeiten, Alkoholkonsum und dem Verzehr von Weißmehlprodukten auftritt. Diese sich in diesem Zusammenhang einstellende bleierne Müdigkeit ist nicht mit einer leichten Müdigkeitsphase zu vergleichen, die jederzeit auch bei gesunden Menschen mal kurzfristig auftreten kann, aber ebenso schnell auch wieder verschwindet.

Bei einem starken Candidabefall ist diese Müdigkeit bei vielen Betroffenen so stark ausgeprägt, dass sie zu einer starken Beeinträchtigung der Lebensqualität führt. Manche von ihnen sind dann nicht mehr in der Lage, in dieser Verfassung weitere Tätigkeiten auszuüben. Nur das Hinlegen und ein ausgiebiger Schlaf kann in diesen Momenten Linderung verschaffen. Wer es ohne diese Ruhephase versucht, wird dennoch kaum kleinste Dinge erledigen können, denn die Konzentration lässt stark nach, die Augen werden sehr schwer und man hat das Gefühl, als sei Watte im Kopf.

Diese auf den ersten Blick womöglich unverständlich wirkenden körperlichen Reaktionen werden darauf zurückgeführt, dass sich dieser unbarmherzige Hefepilz überwiegend von kohlenhydrathaltigen Nahrungsmitteln ernährt. Somit bedeuten für den Candida derartige Mahlzeiten ein wahres Freudenfest, bei dem er die für ihn lebensnotwendigen Nährstoffe abgreifen kann. Für den Körper, der diese Vitalstoffe eigentlich für sich benötigt, bleibt dann nur noch ein kleiner Rest übrig, was unweigerlich zu einem Nährstoffmangel führt. Und ist der Candida erst mal im Darm eingezogen, dann kann er sich von hier aus über die Lymph- und Blutbahn auf viele weitere Organe ausbreiten.

Besonders gefährlich wird es, wenn er sich bis zu Herz und Gehirn, zu den Nieren und der Leber ausbreitet und es hierdurch zu einer Organmykose kommt. Egal, welches Organ oder welche Körperregion durch den Candida betroffen ist, der Ursprung liegt im Darm. So kann selbst ein Nagel- oder Kopfhautpilz hier seinen Anfang nehmen. Dies führt dazu, dass ein Pilz, ganz egal, wo er sich im Körper aufhält, immer nur dann wirklich erfolgreich beseitigt werden kann, wenn der Ursprung, nämlich der Darm, behandelt wird.

Eine Behandlung des Candida basiert in der Regel auf mehreren Säulen. Eine alleinige Therapie mit Antimykotika wird das Problem nur kurzfristig beseitigen, wenn andere wichtige Aspekte unberücksichtigt bleiben. Neben der Darmsanierung gehört auch eine grundlegende Ernährungsumstellung dazu, die im Kapitel „Anti-Pilz-Ernährung" vorgestellt wird.

Darmkrebs

Noch immer sterben ungefähr 30.000 Menschen jährlich an Darmkrebs, und so ist es kein Wunder, dass diese Krebsart zu den besonders gefürchteten Krebserkrankungen gehört. Darmkrebs ist bei Männern die dritthäufigste Krebserkrankung, bei Frauen die vierthäufigste. Die Erkrankungsrate erreicht ihren Höhepunkt im Alter zwischen 60 und 70 Jahren, nur 5% der Betroffenen sind jünger als 40 Jahre.

Zwar konnte bislang immer noch nicht eindeutig geklärt werden, wie es zur Entstehung von Darmkrebs kommt, allerdings weiß man, dass die als Krebsvorstufen bekannten Darmpolypen bereits bis zu 15 Jahre vor dem Ausbruch der Erkrankung vorhanden sind. Dies ist eine wichtige Erkenntnis, denn immerhin entstehen ungefähr 95% der Dickdarmkrebs-Erkrankungen auf der Basis der zuvor gutartigen Polypen.

Die Polypenbildung bringt allerdings neben der Angst auch einen entscheidenden Vorteil, den man sich in der Vorsorge zunutze machen kann und bisher bei keiner anderen Tumorerkrankung besteht. Durch eine frühzeitige Entdeckung eines Polypen mithilfe einer Darmspiegelung oder Stuhlprobe kann man einer Krebsentstehung nämlich effektiv vorbeugen.

Besser ist es natürlich, wenn es erst gar nicht zu einer derartigen Polypenbildung kommt. Hier kann mit Vorbeugemaßnahmen wie einer gesunden Ernährung, regelmäßiger Bewegung und einer intakten Darmflora viel erreicht werden.

Divertikulitis

Divertikulitis ist eine Erkrankung, deren Namen man sich kaum merken kann. Die wenigsten Menschen haben bis zum Tag ihrer Diagnose jemals von dieser Krankheit gehört, obwohl mittlerweile so viele von ihr betroffen sind. Das Ausmaß ist heutzutage in den westlichen Industrieländern sogar so groß, dass Divertikulitis eine der häufigsten Erkrankungen des Darmtraktes ist und zu den großen Volkskrankheiten gezählt wird.

Ist man einmal von Divertikulitis betroffen, dann wird diese Krankheit die meisten Menschen das weitere Leben intensiv begleiten, denn sie wird chronisch verlaufen.

Auch wenn die Diagnose zumeist sehr überraschend auf die betroffenen Patienten hereinbricht, so hat sich die Krankheit meistens schon im Vorfeld angekündigt. Die ersten Symptome sind allerdings nicht einheitlich, sodass bei dem einen Betroffenen eher Übelkeit und Erbrechen auftreten, bei dem anderen hingegen sind Schleim oder Eiter im Stuhl Hinweise auf die Divertikulitis. Diese Vorboten lassen erahnen, dass eine ernstzunehmende Darmerkrankung im Anmarsch ist.

Als charakteristisch gelten kleine dünne Ausstülpungen der Darmwand. Da diese nicht wie andere Darmbereiche entleert werden können, sammeln sich in diesen Ausstülpungen Nahrungsreste und Kotverstopfungen an, was lange Zeit beschwerdefrei bleiben kann.

Das Problem besteht allerdings darin, dass diese Ausstülpungen mit ihren Kotresten geradezu einladend auf Bakterien wirken, die sich hier gerne ansiedeln. Durch diese Bakterienansammlung kommt es dann schließlich in den betroffenen Darmabschnitten zu Entzündungen und Schmerzen.

Die besondere Gefahr besteht nicht nur darin, dass die Entzündungen jederzeit erneut auftreten können, sondern besonders gefürchtet sind die Folgeerscheinungen wie Eiteransammlungen und ein Durchbruch des Darms. Spätestens in diesem Moment wird die Divertikulitis lebensbedrohlich und bedarf einer Notoperation. Je nach Krankheitsverlauf kann es auch zuvor bereits zu einer Entfernung von entzündeten Darmabschnitten kommen.

Doch nicht immer muss die Divertikulitis so dramatisch verlaufen, wie es zunächst den Anschein haben kann. Dennoch sollte man diese Krankheit mit all ihren Tücken nicht unterschätzen und verharmlosen. Sie ist eine ernsthafte Erkrankung, der man mit bestimmten Maßnahmen entgegen treten muss, um Schlimmeres zu verhindern.

Damit es erst gar nicht soweit kommt, sollte man möglichst verhindern, dass die gefürchteten Ausstülpungen der Darmwand überhaupt auftreten. Hier können viele Anwendungen, die in diesem Buch im Zusammenhang mit der Darmsanierung vorgestellt werden, gute Dienste leisten. Allem voran sollte sehr ballaststoffreich gegessen werden und regelmäßige Bewegung erfolgen. Fleischkonsum sollte man stattdessen reduzieren, überhaupt sind Fleischliebhaber geradezu prädestiniert, an Divertikulitis zu erkranken.

Auch ältere Menschen tragen ein höheres Risiko, insbesondere ab dem 70. Lebensjahr, denn während zwischen dem 50. und 60. Lebensjahr ca. jeder Vierte betroffen ist, sind es bei Personen ab 70 Jahren über 40%. Demzufolge wird Divertikulitis auch nicht nur als eine Wohlstandskrankheit bezeichnet, sondern auch als eine Alterskrankheit.

Entzündliche Darmerkrankungen (Morbus Crohn, Colitis ulcerosa)

Chronisch entzündliche Darmerkrankungen sind in den westlichen Industrieländern sehr weit verbreitet, allein in Deutschland sind über 400.000 Personen davon betroffen. Die beiden mit Abstand häufigsten Krankheitsbilder sind hier Morbus Crohn und Colitis ulcerosa.

Diese Erkrankungen sind durch starke Bauchschmerzen und Blähungen gekennzeichnet. Häufig kommt es hierbei auch zu chronischem Durchfall, der in einer akuten Phase dramatisch werden kann, indem bis zu 20 Mal die Toilette aufgesucht werden muss. Die Diagnose der entzündlichen Darmerkrankungen wird über eine Magen-Darmspiegelung gestellt.

Colitis ulcerosa wurde erstmalig im Jahr 1859 erwähnt, somit ist sie nicht eine der „neuen Modeerkrankungen", als die sie hin und wieder dargestellt wird. Bedenklich ist allerdings, dass die Anzahl der Neuerkrankungen seit dem Ende des Zeiten Weltkrieges in einem großen Umfang zugenommen hat, und ein Ende der Steigerungsrate scheint nicht absehbar.

Hauptkennzeichen der Colitis ulcerosa ist eine Geschwür- und Entzündungsbildung, die im Dickdarm und Mastdarm stattfindet. Einen Übergang auf den Dünndarm gibt es nur in seltenen Fällen.

Fast immer beginnt die Krankheit im Mastdarm, von wo aus sie sich auf den Dickdarm ausbreitet. Bei etwa 50% der Patienten sind die Geschwüre und Entzündungen auf das Rektum und den letzten Bereich des Dickdarms beschränkt.

Aus schulmedizinischer Sicht ist die Colitis ulcerosa nicht heilbar, sodass Patienten, die keine alternativen Behandlungswege beschreiten, lebenslang mit ihrer Erkrankung konfrontiert werden.

Die Naturheilkunde verfügt über einige Möglichkeiten, in Verbindung mit einer Ernährungsumstellung die Krankheitssymptome und Schübe zu lindern. Auch einige Maßnahmen, die in diesem Buch beschrieben werden, können zu einer besseren Lebensqualität führen.

In meinem Buch „Colitis ulcerosa – So therapieren Sie richtig", stelle ich diverse Möglichkeiten vor, wie man schmerzhafte Bauchkrämpfe, Durchfälle und eine unerwünschte Gewichtsabnahme verhindern kann.

Die neben der Colitis ulcerosa häufig vorkommende entzündliche Darmerkrankung ist Morbus Crohn. Obwohl diese beiden Krankheitsbilder sehr viele Gemeinsamkeiten haben, unterscheiden sie sich in einigen wesentlichen Aspekten doch sehr deutlich.

Ein gravierender Unterschied besteht darin, dass bei Morbus Crohn „nur" ein abschnittsweiser Befall eintritt, während die Colitis ulcerosa ein kontinuierliches Befallmuster aufweist. Eine weitere Abgrenzung besteht darin, dass bei Morbus Crohn nicht nur ein Teilabschnitt des Darms betroffen werden kann, sondern der gesamte Verdauungstrakt. Dies kann zu deutlich umfassenderen Beschwerdebildern führen, weil sogar Entzündungen am After, in der Speiseröhre und im Mund entstehen können.

Überhaupt kann Morbus Crohn insgesamt zerstörerischer auftreten, denn die Entzündungen können sogar tiefer liegende Gewebeschichten erreichen, sodass sich schwerwiegende Fisteln bilden. Als wenn all das noch nicht ausreichen würde, ist das Darmkrebsrisiko im Vergleich zu

Colitis ulcerosa dreimal höher, und eine operative Entfernung von Teilbereichen des Darms führt nicht zur Heilung, weil die Entzündungen und Geschwüre jederzeit andere Bereiche des Verdauungstraktes betreffen können.

In dem Buch „Morbus Crohn – naturheilkundlich und umweltmedizinisch behandeln" von Sabine Bloch werden einige Möglichkeiten vorgestellt, wie man trotz der niederschmetternden Diagnose seine Lebensqualität deutlich verbessern kann.

Patienten mit chronisch entzündlichen Darmerkrankungen können durch eine Darmsanierung profitieren. Häufig ist bei den betroffenen Personen eine Fehlbesiedelung des Darms vorzufinden. Eine spezielle Kohlenhydrat-Diät kann in diesen Fällen für die Beseitigung der schädlichen Darmbakterien sorgen und das Krankheitsbild sehr günstig beeinflussen. Lesen Sie hierzu auch das Kapitel „Dünndarmfehlbesiedelung – der Supergau im Darm".

Hämorrhoiden

Ähnlich wie Durchfall und Blähungen gehören auch die Hämorrhoiden zu den gesundheitlichen Beschwerden, über die man am liebsten gar nicht spricht. Dabei gehören auch Hämorrhoiden zu den alltäglichen Verdauungsproblemen, von denen heutzutage viele Menschen betroffen sind. Bei der Personengruppe ab 50 Jahre leidet immerhin fast die Hälfte unter diesem Krankheitsbild. Allerdings wird hier von einer großen Dunkelziffer ausgegangen, weil es nämlich ein verheimlichtes Leiden ist, das selten den Weg in die Öffentlichkeit findet. Auch so mancher Hausarzt ahnt nichts von diesem oftmals verschwiegenen Leiden seiner Patienten.

Wenn man umgangssprachlich Hämorrhoiden meint, dann meint man sozusagen einen Teil des Feinverschlusses am After. Am Übergang vom Enddarm zum After befindet sich dieses spezielle Gefäßgeflecht, das aus venösen und arteriellen Blutgefäßen besteht. Sind diese erweitert oder stülpen sie sich mit ihren krampfaderähnlichen Erweiterungen nach außen vor den After, dann sprechen wir von Hämorrhoiden.

Wenn man sich noch nicht ausführlich mit diesen Venen am After beschäftigt hat, dann bringt man mit Hämorrhoiden zumeist ein lästiges Jucken und Brennen im Analbereich in Verbindung. Aber eine Vergrößerung dieser Hämorrhoiden kann auch zu Blutungen und Schmerzen führen, die sich vorwiegend beim Stuhlgang zeigen.

Ab einem bestimmten Stadium sind diese Veränderungen am After auch optisch erkennbar, ein kleiner Handspiegel reicht hierfür aus, um zu sehen, wie die Hämorrhoiden nach außen gestülpt und angeschwollen sind. Das Risiko der Entstehung von Hämorrhoiden wird durch einige Faktoren erhöht wie beispielsweise eine ballaststoffarme Ernährungsweise und wenig körperliche Bewegung. Auch eine überwiegend im Sitzen ausgeführte Tätigkeit wirkt sich begünstigend auf Hämorrhoiden aus. Die hierdurch entstehende Verdauungsträgheit führt zu Blutstauungen im Bereich unterhalb der Hüfte, wodurch die Entstehung von Hämorrhoiden unterstützt wird.

Die Ursachen von Hämorrhoiden sind sehr unterschiedlich und sind oftmals auch genetisch begünstigt, zumindest wenn eine Schwäche der Gefäße vorliegt. Darüber hinaus kann auch chronische Verstopfung die Entstehung von Hämorrhoiden forcieren, da durch den harten und lange im Darm verbleibenden Nahrungsbrei ein sehr hoher Druck auf die Gefäße des Afters ausgeübt wird. Durch starkes Pressen und besonders das „Nachpressen" wird die Situation schließlich noch ungünstiger.

Auch das absichtliche vorübergehende Einhalten des Stuhls unterstützt die Entstehung von Hämorrhoiden. Dies geschieht oft aus Zeitmangel oder weil gerade keine passende Toilette verfügbar ist. Einzelfälle nimmt der Darm nicht übel, aber wenn die Einzelfälle Regelfälle werden, braucht man sich eines Tages über seine Hämorrhoiden nicht zu wundern.

Personen mit häufigem Durchfall laufen Gefahr, dass sich durch ihr Verdauungsproblem bereits vorhandene Hämorrhoiden vergrößern. Besonders Menschen mit Nahrungsmittelunverträglichkeiten sind von diesem Problem betroffen, weil sich bei ihnen Diätfehler sehr oft mit Durchfall „rächen". Das Problem in diesem Zusammenhang ist, dass trotz einer strengen Diät immer auch mal ein unbewusster Diätfehler unterlaufen kann.

Um vorhandene Hämorrhoiden zu lindern, gibt es verschiedene Möglichkeiten. Hier kann oft auch mit herkömmlichen Hausmitteln Linderung erreicht werden wie beispielsweise durch regelmäßige Sitzbäder oder Salben. Durch Zäpfchen aus Mulleinlage, die auch als Hämotamps oder Analtampons bezeichnet werden, können Entzündungen und Juckreiz gemildert werden. Wenn im Stuhl Blut vorhanden und das Jucken sehr stark ist, sollte unbedingt ein Facharzt kontaktiert werden.

Wenn die sich auf die Entstehung von Hämorrhoiden begünstigenden Faktoren nicht abgestellt werden, werden auch schulmedizinische „Radikalmethoden" wie Operationen, Abklemmungen oder Verödungen kaum für eine dauerhafte Beschwerdefreiheit sorgen. Insbesondere wenn der Anteil der Ballaststoffe in der Ernährung nicht erhöht wird, besteht dieses Risiko.

Überhaupt werden die rein symptomatisch ansetzenden Maßnahmen von Naturheilkundlern nicht unbedingt für gut befunden. Geht es nach ihnen, dann sollte bei Hämorrhoiden neben der Verbesserung der Verdauungsleistung auch eine Darmsanierung, Unterstützung der Leber und eine Entsäuerung erfolgen.

Leaky Gut Syndrom

In der Naturheilkunde wird mittlerweile die Diagnose Leaky Gut Syndrom immer öfter gestellt. Bei diesem Krankheitsbild ist die wichtige Barriere der Darmschleimhaut unterbrochen, sodass man auch von einem durchlässigen Darm spricht.

Das Leaky Gut Syndrom steht inzwischen im Verdacht, für viele gesundheitliche Probleme mitverantwortlich zu sein, insbesondere bei Allergien und Nahrungsmittelintoleranzen sind diese Störungen der Darmschleimhaut festzustellen. Dies wird darauf zurückgeführt, dass die Allergene durch die löchrige Darmschleimhaut in den Körper gelangen. Darüber hinaus werden allerdings auch viele andere Substanzen, wie unter anderem die normalen Verdauungsgifte, in die Blutbahn befördert, was zu Belastungen des gesamten Organismus führt.

Es kommt zudem zu einer starken Beeinträchtigung des Immunsystems, weil auch die eindringenden Viren, Bakterien und Hefen durch die durchlässige Darmwand ungehindert in den Blutkreislauf gelangen.

Solange die Darmschleimhaut nicht geschlossen wird, kann man diesem Teufelskreis nicht entrinnen. Erschwerend kommt hinzu, dass sich dann die Darmsituation mit der Zeit weiter verschlimmert und Allergien sowie Nahrungsmittelunverträglichkeiten ständig zunehmen. Um das Leaky Gut Syndrom erfolgreich zu behandeln, ist es erforderlich, die Dysbiose, die diesen Zustand mitzuverantworten hat, zu beseitigen.

Weitere Informationen lesen Sie in meinem Buch „Leaky Gut – der durchlässige Darm", ISBN 978-3942179089 aus dem Rainer Bloch Verlag

Nahrungsmittelintoleranzen

Viele Menschen leiden unter unspezifischen gesundheitlichen Problemen und wissen gar nicht, dass die Ursache eine Nahrungsmittelintoleranz ist. Zum Leidwesen der Betroffenen wird dieses Thema im medizinischen Praxisalltag sehr häufig vernachlässigt, sodass es nicht ungewöhnlich ist, erst nach einer langen Ärzte-Odyssee die erlösende Diagnose zu erhalten.

Zu den Nahrungsmittelintoleranzen zählen die Histamin-, Fruktose-, Gluten- und Laktoseintoleranz.

Nahrungsmittelintoleranzen stehen bei vielen Betroffenen in Verbindung mit einer geschädigten Darmflora und meistens auch einer durchlässigen Darmschleimhaut. Aus diesem Grund sollte bei einer Nahrungsmittelintoleranz auch immer der Zustand der Darmflora und Darmschleimhaut untersucht werden. Durch hieraus resultierende Therapien und den Verzicht auf die jeweils unverträglichen Nahrungsmittel kann es bei vielen Betroffenen zu deutlichen Symptom-verbesserungen kommen.

Reizdarmsyndrom (RDS)

Die Diagnose Reizdarmsyndrom hat sich in den vergangenen Jahren zusehends in der Medizinlandschaft etabliert. Immer mehr hat sich der Reizdarm mittlerweile zu einem Massenphänomen entwickelt, denn Erhebungen gehen davon aus, dass bis zu einem Drittel der Bevölkerung von einem Reizdarm betroffen ist. Abgesehen von Erkältungen ist der Reizdarm inzwischen der häufigste Grund für eine Arbeitsunfähigkeit im Berufsleben.

Demnach sind viele Menschen mit Reizdarm durchschnittlich bis zu 3 Tage pro Monat nicht fähig zu arbeiten. Je nach Ausprägung der Erkrankung kann es auch zu deutlich mehr Krankheitstagen führen, in Einzelfällen ist der Reizdarm sogar der Auslöser für eine Frühverrentung.

Die Symptome, mit denen sich der Reizdarm äußert, sind sehr unterschiedlich und auch dafür verantwortlich, dass eine Diagnose nicht selten erst nach einem länger andauernden Leidensweg erfolgt. Denn während bei dem einen Patienten häufige Blähungen und Bauchkoliken auftreten, kommt es bei anderen hingegen zu chronischen Verstopfungen, Durchfällen oder breiigen Stuhlmassen. Auch eine wechselnde Konsistenz und Frequenz des Stuhls kann auf einen Reizdarm hindeuten. Wenn diese Symptome länger als 3 Monate andauern, spricht man vom Reizdarmsyndrom.

Da die beim Reizdarm auftretenden Symptome auch durch andere Erkrankungen entstehen können, ist es wichtig, die Beschwerden ernst zu nehmen und insbesondere mögliche Krankheiten wie Darmkrebs, Morbus Crohn und Colitis Ulcerosa auszuschließen. Fast genauso wichtig ist es allerdings, auch das Vorliegen möglicher Nahrungsmittel-Unverträglichkeiten zu überprüfen. Obwohl der Reizdarm längst ein großes Problem in unserer Gesellschaft darstellt, lassen erfolgversprechende Behandlungen noch immer auf sich warten. Auch bezüglich der tatsächlichen Ursachen liegt zum Leidwesen der Betroffenen noch vieles im Dunkeln.

Denn noch immer gilt die Ursache, die für den Reizdarm verantwortlich ist, als ungeklärt. Allzu oft wird der Auslöser in Stressfaktoren gesehen, die Frage ist aber, wieso sich die Symptome auch in absoluten

Ruhephasen zeigen? Und wieso führt die symptomorientierte Behandlungsform der Schulmedizin nicht zu durchgreifenden Therapieerfolgen?

Nicht selten durchlaufen die Patienten eine wahrhaftige Odyssee, wenn es um die verabreichten Medikamente geht. Diese beginnt häufig mit krampflösenden Mitteln und Präparaten gegen Durchfall oder Verstopfung. Hilft dies alles nicht oder werden die Symptome nur unzureichend gelindert, ist der Griff zu Antidepressiva leider oftmals nicht mehr weit. Dies mag wohl daran liegen, dass die Ursache des Reizdarms bei nicht wenigen Patienten als psychosomatisch angesehen wird. Dies hat dann leider auch die Folge, dass psychotherapeutische Behandlungsvorschläge folgen, die Verhaltenstherapien und stressreduzierende Maßnehmen beinhalten und in vielen Fällen erfolglos verlaufen.

Doch so sehr sich diese Patienten auch anzustrengen mögen, der Behandlungserfolg bleibt leider bei viel zu vielen aus. Das Ergebnis ist Frust und Ratlosigkeit auf beiden Seiten.

Spätestens diese Situation führt dann so manchen Patienten zur komplementären Medizin. Und wenn hier durch einen erfahrenen Therapeuten eine umfassende Darmsanierung und Ernährungsumstellung erfolgt, verschwindet der Reizdarm in vielen Fällen wie auf eine wundersame Art und Weise.

Doch ganz so wundersam ist das gar nicht, wie auch der Direktor des Instituts für Ernährungsmedizin der Universität Hohenheim, Prof. Dr. med. Stefan Bischoff, aufgrund von Studienergebnissen deutlich macht. Demnach bestehe durchaus das Risiko eines Reizdarmsyndroms aufgrund einer gestörten Darmflora.

Selbstvergiftung des Körpers

Die Selbstvergiftung des Körpers, die in englischsprachigen Ländern als „Autointoxication" bezeichnet wird, steht in engem Zusammenhang mit der Darmgesundheit und sollte bei einer umfassenden Darmsanierung unbedingt berücksichtigt werden. Insbesondere in schweren Fällen, bei denen es bereits zu chronischen Krankheitsbildern gekommen ist, kann der Aspekt der Selbstvergiftung des Körpers wichtige Erkenntnisse und somit Verbesserungen der Gesundheit mit sich bringen, wenn deren Beseitigung erfolgt. In der Naturheilkunde gilt die Autointoxikation mittlerweile als eine wesentliche Ursache zahlreicher chronischer Erkrankungen.

Wenn die Verdauung reibungslos läuft, der Stuhl täglich entleert wird und die Darmflora gesund ist, dann wird es nicht zu einer Selbstvergiftung des Körpers kommen. Doch sobald einer dieser Faktoren nicht intakt ist, kann es zu bedenklichen Ansammlungen von schädlichen Substanzen kommen.

Aber bei welchem Erwachsenen gibt es heutzutage so eine intakte Gesundheit, keine Blähungen, Verstopfung oder Durchfall? Und wer verfügt heutzutage überhaupt noch über eine gesunde Darmflora?

Ist die Darmflora geschädigt, kommt es aufgrund von Gärungs- oder Fäulnisprozessen zu einer Produktion von diversen schädlichen Substanzen, die einer kleinen „Chemiefabrik" im Darm gleichkommen und die Ausgangsbasis für die Selbstvergiftung des Körpers darstellen. Denn wenn der Körper nicht in der Lage ist, die selbst produzierten Stoffwechselprodukte auszuscheiden, vergiftet er sich selbst. Eiweiße faulen und fördern die Fäulnisflora, Kohlenhydrate fermentieren und unterstützen die Gärungsflora, und Öle und Fette können bei einer unzureichenden Verdauung ranzig werden. Der Körper versinkt zunehmend in seinem eigenen Abfallberg.

Insbesondere durch Darmpilze kommt es zu einer vermehrten Produktion von schädlichen Substanzen wie Methylalkoholen und Athylalkoholen. Diese Fuselalkohole sind für den Organismus wesentlich schädlicher als normaler Alkohol, der in alkoholischen Getränken enthalten ist. Die Produktion von Fuselalkoholen wird durch den Verzehr von Rohkost gefördert. Daher sollten rohe Lebensmittel nicht bei einer geschädigten Darmflora gegessen werden.

Indem die Alkohole über den Darm in den Körper weitergeleitet werden, kommt es zu Belastungen des gesamten Organismus. Hauptsächlich werden die Leber, die Bauchspeicheldrüse und die Darmschleimhäute durch diese gefährlichen Alkohole belastet. Die Schäden der

Darmschleimhaut zeigen sich durch die durch Fuselalkohole entstehende Durchlässigkeit, dem Leaky Gut Syndrom.

Indem durch die durchlässige Darmschleimhaut unzureichend verdaute Nahrungsbestandteile und andere belastende Substanzen in den Blutkreislauf gelangen, kommt es durch die Fuselalkohole letztendlich zu einer Belastung des ganzen Stoffwechsels.

Bei den Verdauungsprozessen entstehen allerdings noch einige weitere gefährliche Substanzen wie Indole, Skatole, Phenole, Kresole, biogene Amine und das als kanzerogen bekannte Formaldehyd. Schwefelhaltige Verbindungen, die hier entstehen, lassen sich anhand eines faulen Geruchs beim Toilettengang feststellen.

Welche der schädlichen Substanzen im Darm produziert werden, ist von den jeweiligen Darmbakterien abhängig. Da es über 400 verschiedene Arten gibt, kann man erahnen, dass es hier zu sehr komplexen Giftcocktails kommen kann.

Die Produktion von schädlichen Substanzen im Darm wird durch verschiedene Faktoren begünstigt. Da ist zum Einen die Verweildauer des Nahrungsbreis im Darm, der die Entstehung oder Vermeidung von Schadstoffen beeinflusst. Wenn die Nahrung zu lange im Darm verbleibt, bilden sich durch die Gärungsprozesse unweigerlich Giftstoffe. Da die normale Passagedauer der Nahrung etwa einen Tag beträgt, ist alles, was über diesen Zeitraum hinausgeht, als zu lang anzusehen.

Je mehr dieser belastenden Stoffe produziert werden, umso deutlicher kommt es zu einer Selbstvergiftung mit eigenen Schlacken und Giftstoffen.

Durch einen derart komplexen Giftcocktail und das in so einer Situation unweigerlich vorhandene krankhafte Darmmilieu wird insbesondere die Leber sehr strapaziert und nicht selten überfordert. Denn auch die Entgiftungskapazitäten dieses wundervollen Entgiftungsorgans, das auch als das Klärwerk des Körpers bezeichnet wird, sind irgendwann mal erschöpft. Durch die Überlastung der Leber werden die Schadstoffe sogar in noch toxischere Substanzen verwandelt.

Die Belastung der Leber kann schließlich so weit fortschreiten, dass durch ihre chronische Überlastung Funktionsstörungen auftreten.

Auch eine unzureichende Sauerstoffversorgung des Gewebes ist eine wesentliche Folge der Selbstvergiftung. Denn dadurch, dass die Schlackenstoffe und Abfallsubstanzen nicht mehr abgebaut und aus dem Körper ausgeleitet werden, kommt es zur Einlagerung im Bindegewebe, was eine wesentliche Grundlage der Selbstvergiftung darstellt.

Als deutlicher Hinweis auf eine Selbstvergiftung gilt ein basisches Darmmilieu. Ab einem pH-Wert von 7 im Stuhl ist davon auszugehen, dass eine massive Selbstvergiftung im Darm stattfindet, die insbesondere durch stark belastendes Ammoniak erfolgt. Und je basischer der Darm ist, umso mehr nimmt die Ammoniakproduktion und damit die Belastung der Leber zu.

Infolgedessen kann die Leber andere wichtige Aufgaben nicht wahrnehmen, was zu weiteren gesundheitlichen Problemen führt. Wie es zu einer Verschiebung in ein zu basisches Darmmilieu kommt, ist in dem Kapitel „PH-Wert – eine wichtige Basis für die Darmgesundheit" ausführlich beschrieben.

Wenn im Darm Ammoniak entsteht, wird dieser zur Leber weitergeleitet, wo er unter anderem zu Harnstoff umgewandelt wird. Da hiervon ein Teil zurück in den Darm transportiert wird, kommt es hier erneut zu einer Ammoniakbelastung, sodass ein Teufelskreis entsteht. Bei einer Selbstintoxikation muss es unbedingt das Ziel sein, die Ammoniakbelastung zu reduzieren. Da Ammoniak insbesondere durch den Abbau von Proteinen gebildet wird, sollte der Verzehr von Eiweiß drastisch reduziert werden. Außerdem kann durch die Einnahme von rechtsdrehender Milchsäure für eine Reduzierung der Ammoniakbelastung gesorgt werden, indem durch die Absenkung des pH-Wertes im Darm die ammoniakbildenden Bakterien zurückgedrängt werden.

Allerdings kommt es nicht nur durch einen zu hohen pH-Wert zu einer Selbstvergiftung des Körpers, sondern auch durch Ablagerungen im Darm. Die meisten Menschen machen sich keine Vorstellung davon, dass sie im Darm regelrechte „Altlasten" mit sich herumtragen, die mitunter schon viele Jahre alt sind.

Durchschnittlich sind im Darm eines erwachsenen Menschen zwischen 2,5 und 5 Kilogramm unverdaute, verfaulte Fäkalien und andere schädliche Substanzen vorhanden. Allein diese führen schon zu einer stetigen Belastung des Darms und des Stoffwechsels, indem sie permanent Gase produzieren. Der beste Beweis und andererseits auch die sinnvollste Therapie bei der Existenz dieser Kotrückstände liefert die Colon-Hydro-Therapie. Hier ist es immer wieder erstaunlich, dass nachweislich alte Verdauungsrückstände zum Vorschein kommen, die mitunter schon viele Jahre lang im Darm gelagert waren.

Schreitet die Selbstvergiftung ungehindert fort, führt dies mit der Zeit zwangsläufig zu diversen gesundheitlichen Beschwerden, weil die belasteten Organe mit der Flut an Stoffwechselgiften völlig überfordert sind. Die hierdurch auftretenden Symptome und Krankheitsbilder äußern sich durch Magen-Darm-Störungen, Hauterkrankungen, chronische Müdigkeit, Kopfschmerzen, Benommenheit, Allergien, Immunschwäche, Polyarthritis, Herz-Kreislaufprobleme und viele andere, die auf den ersten Blick nicht im Zusammenhang mit einer geschädigten Darmflora und einer Selbstvergiftung des Körpers zu stehen scheinen.

Auch bei Erkrankungen wie Morbus Crohn und Colitis ulcerosa gehen Naturheilkundler davon aus, dass sie durch die Selbstvergiftung des Körpers begünstigt werden.

Die Beseitigung einer Selbstvergiftung sollte sinnvollerweise aus mehreren Elementen bestehen. Einerseits sind Darmreinigungen in Form von Einläufen oder der Colon-Hydro-Therapie sehr effektiv, andererseits ist es auch von großer Wichtigkeit, die Ernährung anzupassen, die Darmflora zu sanieren und gegebenenfalls die Verdauung zu stärken.

Verstopfung (Obstipation)

Wie wichtig eine regelmäßige Stuhlentleerung für die Gesundheit ist, wusste man schon vor mehreren Jahrtausenden. Nicht nur die Tatsache, dass die Menschen seinerzeit regelmäßige Einläufe zur Erhaltung der Gesundheit praktizierten, sondern auch die Existenz einer speziell hierfür vorgesehen Gottheit zeugt von der großen Bedeutung. So war beispielsweise in der ägyptischen Kultur vor über 3.000 Jahren eine Gottheit für die regelmäßige Stuhlentleerung verantwortlich.

Bei den ägyptischen Pharaonen gab es demnach auch sogenannte „Hüter des königlichen Afters". Und Hofärzte in altbekannten Königshäusern wurden auch als „Hüter des königlichen Stuhlgangs" bezeichnet. Verstopfung war also auch bei Königen sehr gefürchtet. Unter medizinischen Gesichtspunkten gesehen, spricht man heutzutage von einer Verstopfung, wenn weniger als dreimal pro Woche eine Darmentleerung erfolgt. Viele auf den Darm spezialisierte Therapeuten halten dies allerdings für viel zu wenig und sehen eine Verstopfung bereits dann, wenn der Stuhlgang nicht täglich erfolgt.

Obwohl chronische Verstopfung heutzutage ein sehr weit verbreitetes Übel ist, wird sie sehr unterschätzt. Für viele Menschen ist seltener Stuhlgang ein völliger Normalzustand, obwohl sie sich oft mehrere Tage lang herumquälen. Sie spüren, dass da etwas im Darm ist und eigentlich hinaus möchte – aber irgendwie geht es nicht. Obwohl man mehrfach zur Toilette geht, tut sich nichts. Es klemmt und stockt und kommt nur in kleinen Portionen heraus ans Tageslicht.

Meistens wird dieser quälende Toilettengang von einigen weiteren unangenehmen Symptomen begleitet wie Völlegefühl, Bauchschmerzen, Druckgefühl im Unterbauch, allgemeines Unwohlsein, schnelle Ermüdung und Schwindel. Das was viele Menschen nur als ein lästiges Übel empfinden, kann also weitaus mehr sein und sollte nicht so auf die leichte Schulter genommen werden, wie es häufig der Fall ist.

Verstopfung geht mit hartem Stuhl einher, der sich schwer tut, den gefüllten und dennoch trägen Darm zu verlassen. Dies geht allerdings nicht folgenlos vonstatten, denn durch Verstopfung entsteht ein großer Druck auf die Darmwände, was gewisse Risiken mit sich bringt.

Zum Einen ist da die große Gefahr einer Divertikelbildung, bei der es zu Ausstülpungen der Darmwand kommt und in der chronischen Krankheit Divertikulitis resultieren kann. Diese Erkrankung ist mittlerweile derart weit verbreitet, dass sie zu den häufigsten Darmerkrankungen bei Senioren zählt, denn mit zunehmendem Alter tritt sie immer häufiger auf.

Eine andere Folge, die durch eine häufige Verstopfung auftreten kann, ist die Selbstvergiftung des Körpers. Durch den lange im Darm verbleibenden Nahrungsbrei kommt es zu Rückvergiftungsreaktionen. Lesen Sie hierzu das Kapitel „Selbstvergiftung des Körpers".

Die Ausgangslage für eine chronische Verstopfung besteht bei vielen Betroffenen aus einer ungünstigen Ernährungsweise. Hier sind es besonders die denaturierten Lebensmittel, die über keine oder nur wenige Ballaststoffe verfügen, stattdessen aus Weißmehl und viel Zucker bestehen. Eine Ernährung, die auf die Dauer auch jeden gesunden Darm in die Knie zwingen wird. Hinzu kommt dann oft noch der intensive Konsum von viel Kaffee, Alkohol und Fleisch, gepaart mit Bewegungsmangel und den Darm einengenden Kleidungsstücken.

Wem die Verstopfung mit der Zeit zu lästig wird, greift dann der Bequemlichkeit halber gern zu Abführmitteln. Hiermit kommt es innerhalb kurzer Zeit zu einer abrupten Darmentleerung und einige der unangenehmen Beschwerden lassen damit schnell nach.

Allerdings ist dies nur eine kurzfristige Sichtweise, denn auf Dauer fügt man dem Darm und seiner gesamten Gesundheit mehr Schaden als Nutzen zu. Das langfristige Ergebnis ist nämlich, dass der Darm noch träger und schlaffer wird, und dass dem Körper wichtige Mineral- und Nährstoffe entzogen werden. Durch diese Entwicklung werden schließlich auch der Darmflora schwere Schäden zugefügt. Der Ausweg aus dem Dilemma wäre stattdessen, die Ernährung auf ballaststoffreiche Nahrungsmittel umzustellen, sich regelmäßig zu bewegen und für eine reichliche Trinkmenge von 2 bis 3 Litern Wasser zu sorgen.

Häufig entsteht Verstopfung auch durch eine geschädigte Darmflora. In diesen Fällen ist es wichtig, den Darm umfangreich zu sanieren, so wie es in diesem Buch ausführlich beschrieben wird. Neben der Einnahme von probiotischen Nahrungsergänzungsmitteln können regelmäßige Einläufe und die Colon-Hydro-Therapie eine große Unterstützung sein. Besonders aber sollte eine ballaststoffreiche Ernährung erfolgen, denn durch sie wird ein wohl geformter, aber dennoch weicher Stuhl erreicht, der problemlos und regelmäßig den Darm verlassen kann.

Lesen Sie hierzu auch das Kapitel „Mit Ballaststoffen die Darmgesundheit fördern".

Inwieweit die in diesem Buch vorgestellten Maßnahmen bei einer Verstopfung zum Tragen kommen können, ist von den zugrunde-liegenden Ursachen der Darmträgheit abhängig. Wenn nämlich die Verstopfung aufgrund einer organischen Beeinträchtigung wie einem Tumor, Verwachsungen oder einer Verengung des Darms auftritt, dann sollten möglicherweise andere Maßnahmen ergriffen werden als diejenigen, die bei einer rein funktionellen Ursache nötig sind.

Diagnosemöglichkeiten - ist eine Darmsanierung erforderlich?

Wenn Darmprobleme wie Blähungen, Durchfälle oder Bauchschmerzen schon seit längerer Zeit bestehen, ist die Durchführung eines Stuhltests sinnvoll, denn dieser kann wichtige Erkenntnisse über die mikrobiellen Verhältnisse des Dickdarms bringen.

Im Gegensatz zu den in der Schulmedizin üblichen Diagnosemethoden wie Magen- und Darmspiegelungen kann diese einfache Stuhlprobe ganz wesentliche Bestandteile des Darmmilieus aufschlüsseln und die Zusammensetzung der Darmflora und den Zustand der Darmschleimhaut feststellen.

Diese hieraus resultierenden Erkenntnisse liefern darüber hinaus auch wichtige Entscheidungshilfen, inwieweit eine Darmsanierung erforderlich ist.

Denn hierdurch wird ersichtlich, ob eine Dysbakterie oder eine Candida-Infektion vorliegt, ob die Darmschleimhaut bereits durchlässig ist oder ob eine Verdauungsschwäche besteht, die anhand von Verdauungsrückständen von Eiweiß, Fetten, Ballaststoffen und Zucker festgestellt werden kann.

Auch die Existenz von anderen pathogenen Keimen und Parasiten kann anhand dieser Untersuchung überprüft werden. Eine besondere Aufmerksamkeit sollte dabei auch dem sekretorischen Immunglobulin A beigemessen werden, da dieses wichtige Aussagen über die lokale Abwehr im Darm liefert. Bezüglich des darmassoziierten Immunsystems gibt die Feststellung des Alpha-1-Antitrypsin notwendige Hinweise und zeigt mögliche Schädigungen auf.

Je nach Labor gibt es darüber hinaus noch einige zusätzliche Parameter, die weitere Aufschlüsse über die Darmgesundheit geben.

Inwieweit die jeweiligen Parameter untersucht werden, sollte von dem zugrundeliegenden Krankheitsbild und den Symptomen abhängig gemacht werden. Wenn sich beispielsweise eine Candida-Belastung herausstellt, dann kann es in einigen Fällen wichtig sein, die genaue Pilzgattung zu ermitteln, denn nicht immer ist es der Candida albicans, der zu den Problemen führt. Es gibt nämlich einige andere Candida-Arten wie z. B. den Candida krusei und Candida glabrata, die zu den gleichen Symptomen führen wie der Candida albicans, aber mit anderen Antimykotika behandelt werden sollten.

Um das jeweils wirksame antimykotische Medikament herauszufinden, kann ein Antimykogramm erstellt werden, um mögliche resistente Präparate auszuschließen. Hiermit erspart man sich frustrierendes Ausprobieren und das Vergeuden von weiterer Zeit und sinnlosem Geld. Denn je nach Präparat erfolgt die Kostenübernahme nicht durch die gesetzlichen Krankenkassen.

Damit die Diagnostik möglichst aufschlussreich erfolgen kann, sollten insbesondere bei einem Verdacht auf eine Candida-Belastung einige Dinge beachtet werden. Auch wenn eine Candida-Infektion vorliegt, so ist es nicht sichergestellt, dass in den abgelieferten Stuhlproben tatsächlich auch die entsprechenden Candidanester enthalten sind. Dies liegt häufig daran, dass die in der Stuhlprobe enthaltenen Darmbakterien während des Transportweges zum Labor absterben können.

Dies ist besonders der Fall, wenn warme Außentemperaturen herrschen, aber auch wenn die Pilze sehr fest an der Darmwand anheften oder tief in der Darmschleimhaut vergraben sind, kommen sie nicht automatisch bei jedem Stuhlgang zum Vorschein.

Dies hat zur Folge, dass sich bei Patienten negative Stuhlproben ergeben, obwohl die betreffende Person eine Candida-Belastung hat. Wird dies bei der Diagnose nicht berücksichtigt, dann ist die Verunsicherung sehr groß und die notwendigen Behandlungen bleiben möglicherweise aus.

Um hier mehr Zuverlässigkeit zu erreichen, gibt es mittlerweile einige weitere Untersuchungsmöglichkeiten, die zusätzlich zu der Basis-Stuhluntersuchung durchgeführt werden können. Eine Methode besteht in der Durchführung eines Urintests, der genauso wie die Stuhlprobe bequem Zuhause erfolgen kann. Bei der Urinuntersuchung wird D-Arabinitol bestimmt, um eine Hefepilzbelastung im Darm festzustellen.

Wenn man den Stuhltest etwas zuverlässiger gestalten möchte, kann man an drei hintereinander folgenden Tagen 1 bis 2 Esslöffel Apfelessig in Wasser verdünnt trinken.

Am vierten Tag entnimmt man mehrere Proben von dem Morgenstuhl und sendet diese an das Labor. Durch den Apfelessig werden die fest sitzenden Candidasporen dazu veranlasst, sich von der Darmschleimhaut zu lösen, sodass hierdurch eine höhere Wahrscheinlichkeit besteht, dass in der Stuhlprobe Candida nachweisbar wird.

Wenn sich hierdurch trotz des Verdachts auf eine Candida-Belastung immer noch keine Pilze nachweisen lassen, besteht die Möglichkeit, eine Blutanalyse vorzunehmen, bei dem der Immunkomplex des Candidas festgestellt wird. Dieses Verfahren wird bislang in nur sehr wenigen Laboren weltweit angeboten.

Eine weitere Diagnostikmöglichkeit bietet ein sogenannter LTT-Test (Lymphozytentransformationstest), anhand dessen die Aktivierung des Immunsystems bezogen auf den Candida festgestellt werden kann.

Auch wenn die Schulmedizin all diese hier erwähnten Testverfahren nicht anerkennt, ändert dies nichts an der Tatsache, dass sie in der Naturheilkunde und der Umweltmedizin erfolgreich eingesetzt werden. Viele betroffene Patienten haben erst durch derartige Tests wesentliche Erkenntnisse erhalten, die ihnen entscheidende Fortschritte bei ihrem Gesundungsprozess ermöglichten.

Darmsanierung – wie wird sie erfolgreich?

Wenn anhand einer speziellen Stuhlprobe festgestellt wurde, dass die Darmflora in Schieflage geraten ist, weil eine Dysbakterie vorliegt, der Candida-Hefepilz anwesend ist oder sich sonstige unliebsame Eindringlinge im Darm eingenistet haben, dann wird für den Gesundungsprozess in der Regel kein Weg daran vorbeiführen, den Darm mit einer umfassenden Sanierung wieder aufzuforsten. Ziel einer jeden Darmsanierung, unabhängig davon, aus welchen Elementen sie besteht, ist immer, die gestörte Darmflora wieder in ihr Gleichgewicht zurückzuführen.

Und je nachdem, welcher Auslöser für die desolate Darmgesundheit verantwortlich ist, ist es unverzichtbar, diesen zu beseitigen. Wenn beispielsweise eine ungesunde Ernährungsweise mit viel Zucker, Alkohol oder Fast Food an der Tagesordnung ist, wenn eine chronische Schwermetallbelastung vorliegt, extremer Stress oder Nahrungsmittel-Intoleranzen verantwortlich sind, dann kann eine Darmsanierung nur zum Erfolg führen, wenn diese Störfaktoren ausgeschaltet werden.

Auch wenn es viele unterschiedliche Meinungen und Erfahrungen bezüglich einer effektiven Darmsanierung gibt, so wird es hierzu kaum Gegenargumente geben. Besonderes Augenmerk sollte insbesondere auf mögliche unverträgliche Nahrungsmittel gerichtet werden. Dies ist ein Aspekt, der allzu oft vernachlässigt wird und demzufolge viele Darmsanierungen erfolglos verlaufen.

Wenn nämlich trotz einer Nahrungsmittelintoleranz weiterhin die unverträglichen Lebensmittel verzehrt werden, dann wird hierdurch die Darmflora stark in Mitleidenschaft gezogen, was zu einer weiteren

Verschlechterung des Darmmilieus führt. Wer beispielsweise trotz seiner Fruktoseintoleranz regelmäßig fruktosehaltige Lebensmittel isst, wird die Folgen nicht nur durch Blähungen mit Fuselalkoholen und Fäulnisbakterien zu spüren bekommen, sondern auch durch eine Verschlechterung der Darmflora, indem die durch die Blähungen entstehenden schädlichen Bakterien die nützlichen Keime verdrängen und deren Ansiedeln erschweren.

Überhaupt ist es grundsätzlich wichtig, dass die Darmsanierung auf mehreren Bausteinen basiert. Nur durch eine wahllose Einnahme von probiotischen Präparaten wird in vielen Fällen eine erkrankte Darmflora nämlich nicht wieder gesund. Teilweise liegt dies daran, dass die Zusammensetzung der über 400 verschiedenen Bakterienstämme im Darm äußerst individuell ist. Da kann es nämlich mitunter eine große Herausforderung sein, die fehlenden und schädlichen Bakterien zu identifizieren und hierauf aufbauend eine gezielte Ergänzung durchzuführen.

Damit sich diese zugeführten Darmbakterien besser im Darm ansiedeln können, sollten verschiedene Voraussetzungen geschaffen werden. Insbesondere ist hierfür die Schaffung eines bestimmten Milieus unabdingbar. Wenn das Darmmilieu zu alkalisch ist, können sich die nützlichen Darmbakterien nicht ansiedeln, sodass die wahllose Einnahme von Probiotika nicht den gewünschten Erfolg bringen wird.

Hier ist es zunächst wichtig, durch die Einnahme von rechtsdrehender Milchsäure das Darmmilieu anzusäuern und somit ein lebenswertes Umfeld für die nützlichen Darmbakterien zu schaffen. Hierdurch wird die Ansiedelung wesentlich erleichtert und die Lebensgrundlage für pathogene Keime wie z. B. die Candida-Hefepilze zunichte gemacht. Neben dem anzustrebenden pH-Wert von ungefähr 6,5 ist auch das Vorhandensein von ausreichenden Mineralstoffen auf Citratbasis für die Ansiedelung von entscheidender Bedeutung.

Lesen Sie hierzu auch das Kapitel „PH-Wert – eine wichtige Basis für die Darmgesundheit".

Erst durch diese flankierenden Maßnahmen wird es möglich, dass sich die nützlichen Bakterien langfristig im Darm ansiedeln können. Denn wenn nicht für ein passendes Milieu für die gesunden Darmbakterien gesorgt wird, dann kommt es nur zu einer sehr kurzfristigen oder gar keinen Ansiedelung der Darmbakterien, sodass die eingenommenen Probiotika wirkungslos verpuffen. Man kann diesen Effekt sehr gut anhand von Stuhlproben nachvollziehen. Wenn eine Probe nämlich trotz einer wochenlande Einnahme von hochdosierten Probiotika noch immer eine Dysbiose aufweist, dann liegt dieser „Fehlschlag" mit sehr großer Wahrscheinlichkeit an Faktoren, die nach wie vor für ein unwirtliches Milieu für die gesunden Darmbakterien sorgen.

Bei der Auswahl der Probiotika sollte darauf geachtet werden, dass diese über ein sehr breit gefächertes Angebot an verschiedenen nützlichen Darmbakterien verfügen und somit möglichst viele verschiedene Keime angesiedelt werden. Dies ist erforderlich, weil jeder Bakterienstamm ganz eigene Aufgaben im Darm übernimmt und die Bakterien in ihrer komplexen Gemeinschaft eine gut aufeinander abgestimmte Symbiose bilden. Diese Symbiose ist die Voraussetzung für eine vollständige Gesundheit.

Anzustreben ist bei der Darmsanierung ein ausgewogenes Verhältnis zwischen den nützlichen Bakterien der Säuerungsflora und der Fäulnisflora. Um dies zu erreichen, sollten die Präparate hauptsächlich aus zahlreichen verschiedenen Stämmen der Bifidobakterien und Lakto-bakterien bestehen. Viele der angebotenen Probiotika verfügen jedoch nur über sehr wenige unterschiedliche Bakterienstämme, sodass man sich beim Kauf entsprechender Produkte die Zusammensetzung genau ansehen sollte.

Viele der heutzutage erhältlichen Präparate verfügen nicht nur über die jeweiligen Bakterien, sondern auch über Substanzen, die als Nahrungsgrundlage für die nützlichen Darmbakterien dienen. In der Regel sind dies die präbiotischen Wirkstoffe Inulin und Oligofruktose, die in diesen Präparaten zusätzlich enthalten sind. Hierdurch kommt es zu einem schnelleren und effektiveren Aufbau der Darmflora, weil hiermit die Aktivität der Darmbakterien deutlich gesteigert werden kann.

Um die Ansiedelung der Bakterien zu unterstützen, sollte außerdem die Ernährung auf ballaststoffreiche Lebensmittel umgestellt werden.

Ballaststoffe sind wichtig, damit der Stuhlgang regelmäßig erfolgt, die Darmzotten gereinigt werden und um den gesunden Darmbakterien, ähnlich wie die Präbiotika, eine ideale Ernährungsgrundlage zu liefern.

Ein Aspekt, der bei einer Darmsanierung leider auch sehr häufig vernachlässigt wird, ist eine durchlässige Darmschleimhaut (Leaky Gut Syndrom). Wenn durch eine Stuhlprobe festgestellt wird, dass die Darmschleimhaut löchrig geworden ist, dann gehört die Behandlung dieses Krankheitsbildes unbedingt zu einer umfassenden Darmsanierung.

Denn wird die Darmschleimhaut nicht wieder geschlossen, wird die Ansiedelung der gesunden Darmbakterien nicht nur deutlich erschwert, sondern zahlreiche gesundheitliche Probleme wie Nahrungsmittel-Intoleranzen können kaum gelindert werden, indem weiterhin Nahrungsbestandteile in den Blutkreislauf gelangen, die dort nicht hingehören und eine ständige Herausforderung für das Abwehrsystem bedeuten.

Erst wenn all die hier beschriebenen Aspekte in die Darmsanierung einfließen, besteht bei einer schwer geschädigten Darmflora die berechtigte Chance, dass sich die nützlichen Darmbakterien erfolgreich im Darm ansiedeln können. Und erst dann können auch die unliebsamen Mitbewohner wie Candida-Hefepilze, Fäulnisbakterien und andere unerwünschte Mikroorganismen erfolgreich verdrängt werden. Gerade dies ist ein wesentlicher Beitrag auf dem Weg zur Gesundung, indem insbesondere die Immunabwehr maßgeblich unterstützt wird.

Erst wenn die Darmflora wieder ihr gesundes Gleichgewicht erreicht hat und über ein ausgewogenes Bakterienmilieu verfügt, zeigen sich bei vielen Patienten gesundheitliche Verbesserungen wie mehr Vitalität, Beseitigung von Müdigkeit, Verbesserung der Infektanfälligkeit oder Allergien, um nur einige zu nennen. Obwohl sich eine geschädigte Darmflora durch zahlreiche Krankheitsbilder und Symptome bemerkbar macht, sind es insbesondere die Verdauungsbeschwerden wie Reizdarm, Blähungen und Verstopfungen, die sich durch eine Sanierung des Darms deutlich verbessern.

Eine Darmsanierung ist bei vielen Patienten ein längerfristiger Prozess. Je schwerwiegender die Schäden der Darmflora sind, desto länger wird die Behandlung in der Regel dauern. In einigen Fällen ist sogar eine lebenslange Einnahme von probiotischen Präparaten sinnvoll.

Dünndarmfehlbesiedelung – der Supergau im Darm

Bevor man sich für eine Darmsanierung und die Einnahme von Darmbakterien entscheidet, ist es in einigen Fällen wichtig, eine mögliche Dünndarmfehlbesiedelung zu überprüfen. Im englischsprachigen Raum wird dieses Phänomen overgrowth syndrom genannt und ist dort wesentlich bekannter als bisweilen bei uns.

Zum Leidwesen der betroffenen Patienten führt dies häufig dazu, dass eine mögliche Dünndarmfehlbesiedelung in der Diagnostik unberücksichtigt bleibt. Die sich hieraus ergebene fatale Folge ist, dass die Einnahme von nicht angebrachten Darmkeimen zu einer Verschlimmerung der gesundheitlichen Situation führen kann.

Lassen Sie uns zum besseren Verständnis der Dünndarmfehlbesiedelung einen etwas genaueren Blick auf den Darm werfen.

Der Dünndarm folgt direkt dem Magen und bildet mit seiner Länge von bis zu 6 Metern den längsten Teil des Verdauungstraktes. Damit gilt der Dünndarm als das Haupt-Verdauungsorgan, denn hier werden die Nahrungsbestandteile in ihre kleinsten Einzelstücke aufgespalten, sodass nur noch kleine Moleküle übrig bleiben. Diese werden vom Blutkreislauf aufgenommen und sind die Ernährungsgrundlage für jede einzelne Körperzelle.

Neben dieser Nährstoffweiterleitung ist es aber auch Aufgabe des Dünndarms, die nicht benötigten Substanzen des Nahrungsbreis auszuscheiden und unerwünschte Eindringlinge wie Bakterien, Pilze und andere Mikroorganismen daran zu hindern, in die Blutbahn zu gelangen.

Die im Dünndarm angesiedelten Bakterien unterscheiden sich wesentlich von den Bakterien, die im Dickdarm vorkommen. Aber auch innerhalb des Dünndarms sind abschnittweise verschiedene Darmbakterien anzutreffen. Während im oberen Dünndarmabschnitt ein extrem saures Milieu mit einem pH-Wert von ungefähr 3,0 herrscht, wird das Milieu im weiteren Verlauf basischer. Am Dünndarmende wird schließlich ein pH-Wert von 6,0 erreicht.

Parallel hierzu verändert sich die Sauerstoffsituation, denn während am Anfang des Darms eine sauerstoffreiche Umgebung vorherrscht, lässt der Sauerstoffanteil im weiteren Verlauf deutlich nach.

Das große Problem einer Dünndarmfehlbesiedelung besteht darin, das Bakterien, die sich fälschlicherweise im Dünndarm eingenistet haben, giftige Stoffwechselprodukte produzieren, die zu Schädigungen der Darmschleimhaut und einer starken Belastung der Leber und Bauchspeicheldrüse führen. Hierdurch entwickelt sich unweigerlich ein Teufelskreis, weil die durch diese Belastung ohnehin schon schwache Verdauung noch weiter verschlechtert.

Die Fehlbesiedelung des Dünndarms führt zu diversen Symptomen, als Leitbild gilt allerdings der Ballonbauch, bei dem die entstandenen Blähungen nicht abgehen, sondern festsitzen. Meistens beginnen die Beschwerden bereits während des Essens. Über Nacht lösen sich die Winde, sodass der Bauch am nächsten Morgen wieder abgeflacht ist. Typisch ist auch ein häufig auftretender weicher Stuhl oder Durchfall. Bei zahlreichen Personen mit chronischem Durchfall liegt eine bakterielle Fehlbesiedelung des Dünndarms vor.

Aber auch Beschwerden und Erkrankungen wie Verstopfung, Bauchschmerzen, Gewichtsverlust, Atemnot, Übelkeit, Herzrasen, chronische Müdigkeit, Reizdarm, „brain fog" (Gehirnnebel, Benommenheit), Lupus, Allergien und Fibromyalgie können in Verbindung mit einer Dünndarmfehlbesiedelung stehen. Welche Symptome und Krankheitsbilder auftreten, richtet sich nach der Lage und Art der vorhandenen Darmbakterien. Wichtig zu beachten ist, dass sie sich nicht nur durch Verdauungsprobleme äußern.

Als Folge der Fehlbesiedelung kommt es bei vielen Betroffenen zu einer gestörten Aufnahme und Verstoffwechselung wichtiger Nährstoffe, Kohlenhydrate, Proteine und Fette. Insbesondere die Malabsorption von Vitamin B12 tritt häufig auf, sodass ein entsprechender Mangel von erfahrenen Therapeuten als ein Indiz für eine Dünndarmfehlbesiedelung gewertet wird. Außerdem erhöht sich der pH-Wert im Dünndarm dramatisch, was die Ansiedelung von pathogenen Keimen begünstigt und die Darmsituation noch weiter verschlechtert.

Die Spirale dreht sich hierdurch stetig weiter nach unten, sodass sich die bereits vorhandenen Symptome noch weiter verschlechtern und zusätzliche hinzukommen. Je ausgeprägter die Beschwerden sind, umso dringender sollte eine Behandlung der Dünndarmfehlbesiedelung erfolgen.

Die Entstehung für eine Dünndarmfehlbesiedelung kann durch verschiedene Faktoren ausgelöst werden. Häufig ist es eine geschwächte Verdauung, die aufgrund eines Magensäure- oder Enzymmangels auftritt, aber auch häufige, fest sitzende Blähungen oder eine defekte Bauhin'sche Klappe (Ileozäkalklappe) können die Entstehung begünstigen. Wenn Blähungen sehr häufig auftreten, drücken die hierbei entstehenden Gase auf diese Klappe, die ein wichtiger funktioneller Verschluss zwischen dem Dünn- und Dickdarm ist. Hierdurch wird den Dickdarmbakterien der Weg bereitet, in den Dünndarm überzutreten.

Außerdem können auch Umweltschadstoffe, Operationen, Allergien, ein geschwächtes Immunsystem und ein IgA-Mangel aufgrund einer Darmschleimhautstörung zu einer Dünndarmfehlbesiedelung führen.

Um die Dünndarmfehlbesiedelung erfolgreich therapieren zu können, sollte also nach einer eventuell zugrundeliegenden Ursache gesucht werden und deren Beseitigung in das gesamte Therapiekonzept einfließen. Über die medikamentöse Behandlung der Dünndarm-fehlbesiedelung gibt es bisweilen leider nur sehr uneinheitliche Therapievorschläge und Erfahrungen. Vielerorts wird der Einsatz von Antibiotika als die effektivste Behandlungsform erwähnt, besonders positiv wird von den Antibiotikapräparaten Rifaximin und Clont berichtet. Bei Rifaximin soll sich der Erfolg insbesondere bei einer höheren Dosierung von 1.200 bis 1.600 mg/d einstellen und weniger bei einer Standarddosierung von ca. 600 mg/d.

Allerdings scheint eine Antibiotikatherapie nicht bei allen Betroffenen zu einer dauerhaften Beschwerdefreiheit zu führen. Dies ist insbesondere der Fall, wenn die Ursache der Fehlbesiedelung nicht herausgefunden und beseitigt wird, sodass es nach dem Absetzen der Antibiotika zu einer erneuten Fehlbesiedelung kommt. Eine Antibiotikaeinnahme sollte gründlich überlegt werden, denn auch wenn Antibiotika einerseits die unerwünschten Bakterien beseitigen, so darf nicht vergessen werden, dass sie gleichzeitig auch die nützlichen entfernen. Wenn krankmachende Keime im Dünndarm vorhanden sein, kann allerdings eine Behandlung mit Antibiotika unausweichlich sein.

Wenn keine krankmachenden Keime anwesend sind, dann ist es in der Naturheilkunde der übliche Weg, bei einer Dünndarmfehlbesiedelung das gesamte Darmmilieu umzustimmen.

Eine wichtige Voraussetzung, dies zu erreichen, besteht darin, die im Dünndarm angesiedelten Dickdarmbakterien zu verdrängen, aber nicht durch Antibiotika abzutöten. Dies gelingt durch die Einnahme von bestimmten probiotischen Präparaten, die ausschließlich Mikroorganismen enthalten, die in einem sauren Milieu überleben und die dafür sorgen, dass der Darm „angesäuert" wird.

Verzichtet werden sollte hingegen unbedingt auf die Einnahme von Probiotika, die Bifidobakterien und Inulin oder Oligofruktose enthalten. Hierdurch würde sich die Situation ansonsten verschärfen und zu einer weiteren Ansiedelung der nicht gewünschten Bakterien im Dünndarm führen.

Das Herausfinden der passenden Präparate kann hier etwas schwierig werden, weil man das Kleingedruckte sehr genau lesen muss. Und wenn man schließlich doch ein vermeintlich passendes Produkt gefunden hat, stellt man kurz vor der Bestellung womöglich doch noch fest, dass ein anderer Inhaltsstoff nicht passt, weil evtl. Laktose enthalten ist, aber eine Laktoseintoleranz vorliegt. In diesen Fällen meistens verträgliche Präparate sind Paidoflor® und Symbiolact A®.

Ergänzend zu den Probiotika ist die Einnahme von Nahrungsergänzungs-mitteln sinnvoll, die sich begünstigend auf Entzündungsprozesse und Störungen der Darmschleimhaut auswirken. Hierzu gehören insbesondere Zink, Vitamin A und die Aminosäure Glutamin. Aber auch der durch die Fehlbesiedelung auftretenden Unterversorgung sollte mit den entsprechenden Präparaten begegnet werden, insbesondere betrifft dies Eisen, Vitamin B12, Magnesium und die Vitamine D und E.

Auch durch die Einnahme von Pfefferminzöl, das in Form von magensaftresistenten Kapseln eingenommen wird, können die unerwünschten Bakterien im Darm beseitigt werden. Bis zu dreimal täglich werden 1–2 Kapseln zwischen den Mahlzeiten eingenommen. Nebenwirkungen können sich durch Aufstoßen oder Sodbrennen äußern. Weiterhin kann auch durch Präparate wie Olivenblatt-Extrakt, Berberin, Oreganoöl, Grapefruitkernextrakt, Knoblauch und Berberin eine Beseitigung der Bakterien erreicht werden.

Neben der Einnahme spezieller Nahrungsergänzungsmittel ist es erforderlich, dass auch die Ernährung umgestellt wird. Da sich viele der im Dünndarm nicht erwünschten Bakterien von Kohlenhydraten ernähren, sollten hauptsächlich kohlenhydratarme Lebensmittel gewählt werden. Die Basis bildet hier gedünstetes Gemüse, das mit kleinen Portionen Fleisch ergänzt wird. Allein die Ernährungsumstellung führt bei vielen Betroffenen zu einer deutlichen Symptomverbesserung, insbesondere was die Verdauungsprobleme angeht.

In sehr schwer verlaufenden Fällen können die körperlichen Auswirkungen der Dünndarmfehlbesiedelung derartige Ausmaße annehmen, dass sogar eine antibiotische Behandlung nicht ausreicht. Bei diesen Patienten geht die Erkrankung mit schwerwiegenden Entzündungen und blutigen Stühlen einher, die nur durch die Einnahme von Cortison in den Griff zu bekommen sind. Dies ist allerdings nur in sehr extremen Fällen und nur kurzfristig erforderlich.

Die Therapieform und -dauer ist in der Regel nicht nur vom Schweregrad, sondern auch von der Dauer der Erkrankung abhängig. Bei langjährigen Beschwerden hat es sich bewährt, die Einnahme der Probiotika und die Ernährungsumstellung monatelang beizubehalten. Erst dann sollten weitere Probiotika, die Bifidobakterien enthalten, ergänzt werden, um den Therapieerfolg nicht unnötig zu gefährden, denn insbesondere die Bifidobakterien könnten sonst zu erneuten entzündlichen Prozessen der Dünndarmschleimhaut führen.

Ähnlich wie mit den vielen Unsicherheiten, die es bezüglich einer zuverlässigen Therapie bei der Dünndarmfehlbesiedelung gibt, verhält es sich auch mit der Diagnostik. In einigen Literaturhinweisen gilt eine

Dünndarmspiegelung als Goldstandard, wenngleich diese Methode nicht bei allen Patienten eine zuverlässige Diagnostik ermöglicht. Dies wird darauf zurückgeführt, dass während der Endoskopie nicht tatsächlich aus dem Bereich des Dünndarms eine Entnahme erfolgt, wo die Dünndarmfehlbesiedelung sich auch befindet.

Geläufiger ist mittlerweile ein einfacher H2-Atemtest, der auf der Basis von Glukose oder Laktulose erfolgt. Auch ein Atemtest, der bei einem Verdacht auf eine Fruktoseintoelranz erfolgt, kann einen deutlichen Hinweis auf eine Dünndarmfehlbesiedelung liefern, wenn sich ein überaus hoher Wert ergibt.

Wenn der Test mit Glukose durchgeführt wird, werden 50 g Glukose in 0,2 Liter Wasser aufgelöst und anschließend getrunken. Bei einer Dünndarmfehlbesiedelung kommt es zu einem extrem schnellen H2-Anstieg, sodass in diesem Fall bereits innerhalb von 30 Minuten hohe Werte (>20 ppm) gemessen werden.

Mit Probiotika die richtigen Darmbakterien ansiedeln

„Pro bios" kommt aus dem Griechischen und bedeutet übersetzt „für das Leben". Somit steht es im Kontrast zu „AntiBiotika", das auf Deutsch so viel heißt wie „gegen das Leben". Als Probiotika werden umgangssprachlich lebendige Mikroorganismen bezeichnet, die in Form von Präparaten oder bestimmten Lebensmitteln in den Darm gelangen und sich hier ansiedeln. Sie sollen sich positiv auf das Darmmilieu auswirken und eine geschädigte Darmflora regenerieren.

Laktobazillen und Bifidobakterien sind die häufigsten Arten, die in den probiotischen Präparaten und Lebensmitteln wie Joghurt und Babybreis enthalten sind. Da die verschiedenen probiotischen Bakterien über unterschiedliche Wirkmechanismen verfügen, sollte vor der Verabreichung der Präparate mithilfe einer Stuhlprobe genau ermittelt werden, welche Darmbakterien tatsächlich notwendig sind. Wenn beispielsweise zu wenige Bifidobakterien vorhanden sind, aber das Probiotikum nur Laktobazillen enthält, kann dies logischerweise nicht zu einer Verbesserung der Darmflora führen.

Probiotika sollten nicht mit Präbiotika verwechselt werden, denn letztere sind unverdauliche Nahrungsbestandteile wie Inulin und Oligofruktose, die das Wachstum und die Aktivität der bereits vorhandenen Darmbakterien stimulieren und diesen als Nahrungsgrundlage dienen. Probiotika enthalten hingegen nicht diese Nahrungsbestandteile, sondern lebende Mikroorganismen.

Seit wenigen Jahren gibt es mehrere Hersteller, die probiotische und präbiotische Substanzen miteinander vermischen und somit Kombiprodukte anbieten. Diese Präparate gelten als besonders effektiv, weil sie über nützliche Synergien verfügen und die Wiederherstellung einer gesunden Darmflora beschleunigen können.

Durch die Wiederansiedelung der nützlichen Darmbakterien kommt es zur Verdrängung der schädlichen Mitbewohner wie Fäulnisbakterien und Pilzen. Durch diesen Wirkmechanismus soll es möglich sein, sogar ohne den Einsatz von chemischen Substanzen wie Antipilzmedikamenten oder Antibiotika (bei einer Dünndarmfehlbesiedelung) die Darmflora in ihr Gleichgewicht zurückzuführen. Auch nachdrängende schädliche Eindringlinge können durch die gesunden Darmbakterien in Schach gehalten werden, sodass deren Ausbreitung im Verdauungstrakt verhindert werden kann. Desweiteren sorgen sie für ein saures Darmmilieu, was die Ansiedelung und die Verdrängung der pathogenen Keime ebenfalls maßgeblich unterstützt.

Die Probiotika werden in der Naturheilkunde mittlerweile bei diversen Krankheitsbildern eingesetzt, bei denen ein Zusammenhang mit einer Darmdysbiose vermutet oder nachgewiesen wird. Hierzu zählen unter anderen Hautkrankheiten wie Neurodermitis, Schuppenflechte und Akne, aber auch chronisch entzündliche Darmerkrankungen, Reizdarm, chronische Infektionen und pathogeninduzierter Durchfall. Auch in der Krebsbehandlung und Prävention ist der Einsatz von Probiotika hilfreich, indem diese für eine Reduzierung von schädlichen Stoffwechsel-produkten sorgen, die von den krankmachenden Darmbakterien ausgehen.

Auch Erkrankungen, bei denen das Immunsystem eine wesentliche Rolle spielt, können durch die Einnahme von Probiotika positiv beeinflusst werden.

In dem renommierten British Journal of Nutrition wurde eine Studie veröffentlicht, in der dieser Zusammenhang belegt wurde. So vermehrten sich bei den an dieser Studie teilnehmenden Personen die Immunantikörper um 66%, indem die Teilnehmer zwei Wochen lang Probiotika einnahmen. Die Studie wurde von dem dänischen Unternehmen Chr. Hansen in Zusammenarbeit mit der Universität Mailand und dem Luigi Sacco Krankenhaus in Mailand durchgeführt.

Damit die Darmbakterien ihre Wirkung entfalten können, ist es wichtig, dass sie den Darmtrakt lebend erreichen und nicht bereits von der Magensäure unwirksam gemacht werden. Somit sollte beim Erwerb der Probiotika auf gute Qualität geachtet werden.

Zu Beginn der Probiotika-Einnahme kommt es gelegentlich zu Nebenwirkungen wie Blähungen, Bauchkrämpfen oder Durchfall. Um dies zu verhindern, sollte die Dosis reduziert werden und anschließend nur eine langsame Dosissteigerung erfolgen.

Je nach Schweregrad und Ausmaß der gesundheitlichen Beschwerden ist eine langfristige Einnahme von Probiotika erforderlich. Bei vielen Personen reicht eine Einnahme von einigen Monaten aus, aber bei einigen kann sie auch lebenslang erforderlich sein. Ein nicht durchgreifender Behandlungserfolg wird oftmals darauf zurückgeführt, dass die Einnahme der Probiotika nicht lang genug erfolgte.

Präbiotische Nahrungsergänzungsmittel

Im Vergleich zu probiotischen Lebensmitteln, die schon vor mehreren Jahren Einzug in die Supermärkte genommen haben, ist das Angebot von sogenannten Lebensmitteln, die mit präbiotischen Substanzen angereichert werden, noch relativ neu.

Der wesentliche Unterschied zwischen diesen beiden Produktgruppen besteht darin, dass probiotische Lebensmittel Milchsäurebakterien enthalten, die sich im Darm ansiedeln sollen, während die Präbiotika über Inhaltsstoffe verfügen, die diese gesunden Darmbakterien (insbesondere Bifidobakterien) ernähren. Außerdem fördern Präbiotika die Verdauung, indem eine regelmäßige Stuhlentleerung erreicht und Verstopfung verhindert wird.

Die bislang bekanntesten Präbiotika sind die Substanzen Inulin und Oligofruktose. Hierbei handelt es sich um unverdauliche Kohlenhydrate, die in einigen Lebensmitteln von Natur aus vorhanden sind. Die bekanntesten Lieferanten für diese natürlichen Ballaststoffe sind Chicorée, Spargel, Schwarzwurzeln, Zichorien, Artischocken, Löwenzahnwurzeln, Knoblauch und Zwiebeln.

Mittlerweile werden die gewünschten präbiotischen Substanzen hauptsächlich aus Zichorien und Chicorée gewonnen, um sie Lebensmitteln wie Joghurt, Babynahrung oder Nahrungsergänzungsmitteln zuzuführen.

Inulin und Oligofruktose haben durch ihre präbiotischen Eigenschaften in mehrfacher Hinsicht einen positiven Einfluss auf die Darmgesundheit. Einen wichtigen Beitrag leisten sie durch ihre Fähigkeit, die bereits vorhandenen gesunden Darmbakterien zu ernähren und ihr Wachstum zu fördern. Aber auch die Tatsache, dass sie den pH-Wert im Dickdarm senken, macht sie so wertvoll, denn hierdurch wird es den schädlichen Darmbakterien erschwert, sich anzusiedeln oder auszubreiten.

Durch diese Faktoren gelingt es, die schädlichen Darmbakterien zu verdrängen und eine gesunde Darmflora aufzubauen, die auch langfristig Bestand haben kann. Besonders die oft hartnäckige Bekämpfung einer Candida-Infektion kann hierdurch sehr effektiv unterstützt werden. Durch mehrere wissenschaftliche Studien konnte dieser Mechanismus belegt werden.

Darin konnte auch festgestellt werden, dass die im Darm bereits vorhandenen gesunden Darmbakterien auf eine regelmäßige Zufuhr von Präbiotika angewiesen sind, um überhaupt existieren zu können. Stehen nicht genügend Präbiotika zur Verfügung, verlieren die wichtigen Darmbakterien ihre Nahrungsgrundlage, infolgedessen sie geschwächt oder von schädlichen Bakterien verdrängt werden.

Um die nachgewiesenermaßen sehr hochwertigen Eigenschaften der Präbiotika intensiver für die Darmgesundheit nutzen zu können, sind inzwischen viele Hersteller von Nahrungsergänzungsmitteln dazu übergegangen, ihren Darmflora-Präparaten nicht nur probiotische, sondern auch präbiotische Substanzen zuzusetzen. Denn nur durch eine Ernährung, die reich an präbiotischen Gemüsesorten ist, wird sich eine desolate Darmflora korrigieren lassen.

Es gibt nur wenig, was gegen die Einnahme dieser Präparate spricht. Neben der Dünndarmfehlbesiedelung betrifft es insbesondere Personen mit einer Fruktoseintoleranz, denn sie können in der Regel kein Inulin und keine Oligofruktose vertragen. Hier ist es meistens erforderlich, mit minimalen Dosierungen zu beginnen und je nach Verträglichkeit diese langsam zu steigern.

Eine langsame Steigerung kann übrigens auch für Personen ohne Fruktoseintoleranz sinnvoll sein, weil gerade zu Beginn der Einnahme von präbiotischen Nahrungsergänzungsmitteln oder dem Verzehr von präbiotischen Lebensmitteln Blähungen auftreten können. Dies verliert sich allerdings im Laufe der Zeit, sobald sich nämlich genügend gesunde Darmbakterien angesiedelt haben.

Verdauung stärken

Um die Darmgesundheit zu verbessern, ist es von großer Bedeutung, die individuelle Verdauungskraft zu stärken. Dies kann auf vielfältige Weise geschehen und ist immer abhängig von den persönlichen Voraussetzungen und Verträglichkeiten. Nachfolgend werden einige der wichtigsten Verdauungshilfen vorgestellt.

Enzyme

Enzyme gehören zu den wichtigsten Botenstoffen unseres Organismus und haben wesentliche Schlüsselfunktionen inne. So benötigt jede einzelne chemische Reaktion, die im menschlichen Körper vonstatten geht, Enzyme. Nicht ohne Grund werden sie daher auch als Zündfunken des Lebens bezeichnet. Obwohl sie so maßgeblich an der Gesundheit eines Menschen beteiligt sind, wird ihre Bedeutung im medizinischen Praxisalltag allerdings meistens völlig vernachlässigt.

Wenn man bedenkt, dass Enzyme an beinahe allen Stoffwechselprozessen im menschlichen Organismus beteiligt sind, kann man die Vernachlässigung dieses so eminent wichtigen Themas kaum nachvollziehen. Immerhin kann eine unzureichende Versorgung mit Enzymen zahlreiche gesundheitliche Probleme mit sich bringen.

So sind Enzyme unter anderem an der Regulation des Nervensystems beteiligt, sie bauen Entzündungsstoffe ab, regenerieren Zellen, beseitigen Abfallstoffe und üben maßgebliche Funktionen zur Aufrechterhaltung des Immunsystems aus. Ganz besonders wichtig sind Enzyme auch für eine reibungslose Verdauung, denn sie werden für das Aufspalten der Nahrungsbestandteile benötigt. Nur mit ihrer Hilfe ist es überhaupt möglich, dass die zugeführten Nährstoffe wie Vitamine, Mineralien und Spurenelemente vom Körper aufgenommen werden können.

Ein Enzymmangel lässt sich besonders häufig aufgrund von auftretenden Verdauungsstörungen feststellen. Bemerkbar macht sich ein Mangel besonders bei Menschen mit Nahrungsmittelintoleranzen. Wer beispielsweise von einer Laktoseintoleranz betroffen ist, verfügt nicht oder nicht ausreichend über das Enzym Laktase. Dieses ist erforderlich, damit die in Milchprodukten enthaltene Laktose gespalten werden kann.

Vergleichbar ist die Histaminintoleranz. Die hiervon betroffenen Personen verfügen nicht oder nicht ausreichend über die sogenannte Diamin-oxidase (DAO), einem Enzym, welches für den Abbau von Histamin im Darm benötigt wird. Achten diese Menschen nicht auf die jeweilige notwendige Ernährung und essen trotz der fehlenden Enzyme die nicht verträglichen Nahrungsmittel, dann reagiert der Körper als Folge der unzureichenden Verstoffwechselung der zugeführten Lebensmittel mit diversen Symptomen.

Besonders die Verdauungsorgane melden sich hier oftmals sehr deutlich und reagieren mit Durchfall, Blähungen, Bauchschmerzen, aufgeblähtem

Bauch und ähnlichen Dingen, die nicht nur sehr unangenehm, sondern auch sehr schmerzhaft sein können.

Alternativ zum Verzicht auf die unverträglichen Lebensmittel gibt es für beide Personengruppen die Möglichkeit, vor der jeweiligen Mahlzeit die erforderlichen Enzyme in Form von Nahrungsergänzungsmitteln zuzuführen.

Die Laktose- und Histaminintoleranz sind nur zwei von vielen Beispielen, die aufzeigen, zu welch gravierenden Folgen ein Enzymmangel führen kann. Und wenn man bedenkt, dass der menschliche Organismus über mehr als 20.000 verschiedene Enzyme verfügt, von denen jedes einzelne ganz spezifische und einmalige Aufgaben übernimmt, dann kann man erahnen, wie bedeutend Enzyme für die Aufrechterhaltung der Gesundheit sind.

Und wenn man schließlich noch berücksichtigt, dass bisher lediglich ca. 3.000 Enzyme genau erforscht sind, dann kann man erahnen, wie groß die Aufgaben noch sind, die in diesem Bereich auf die Wissenschaft zukommen.

Trotz vieler Aspekte, die bisher im Zusammenhang mit Enzymen noch nicht hinlänglich erforscht sind, gibt es dennoch keinen Zweifel daran, dass Enzyme eine ganz wesentliche Basis für die Gesundheit des Menschen bilden. Neben der intensiven Beteiligung an einem funktionierenden Verdauungsprozess ist auch der Einfluss auf das Immunsystem von großer Bedeutung. Darüber hinaus sind Enzyme auch am Wachstum, an der Fortpflanzung sowie am Heilungsprozess von Verletzungen und Entzündungen beteiligt.

Und es gibt auch keinen Zweifel daran, dass sie in jeder Körperzelle vorhanden sind und in den gesamten menschlichen Stoffwechselprozess involviert sind. Darüber hinaus werden zahlreiche chemische Reaktionen durch die Hilfe der Enzyme beschleunigt oder sogar ausgelöst.

Seit einiger Zeit wird besonders der Zusammenhang zwischen Enzymen und dem Immunsystem erforscht. So weiß man inzwischen, dass Enzyme nicht nur die Selbstheilungskräfte aktivieren können, sondern dass sie auch in der Lage sind, das Immunsystem effektiv zu unterstützen.

Ohne jetzt an dieser Stelle tiefgreifender auf diesen Zusammenhang einzugehen, sollte bei einer Darmsanierung auch unter dem Aspekt der Immununterstützung an eine Verabreichung von Enzymen gedacht werden. Denn in vielen Fällen geht eine gestörte Darmflora mit einem geschwächten Immunsystem einher, sodass man durch die Einnahme von Enzymen sogar doppelt profitiert. So erreicht man einerseits eine Unterstützung des Immunsystems, andererseits aber auch eine deutlich verbesserte Verdauung und somit Entlastung des geschwächten Darms.

Hinzukommt, dass bei einer gestörten Darmflora meistens auch die körpereigene Enzymproduktion eingeschränkt ist. Denn einige der benötigten Enzyme kann der Körper durchaus auch selbst herstellen. Ist die Darmflora intakt, dann produzieren unter anderem die hier ansässigen Milchsäurebakterien Enzyme. Doch gerade an diesen gesunden Bakterien mangelt es allzu oft, sodass eine gestörte Darmflora häufig mit einem Enzymmangel gepaart ist.

Obwohl der Körper einige Enzyme selbst herstellen kann, ist er dennoch auch immer auf die Zufuhr von außen angewiesen, um das tatsächlich benötigte Enzymspektrum abdecken zu können. Hier bilden die zugeführten Lebensmittel die entscheidende Basis, denn viele von ihnen verfügen über einen beachtlichen Anteil an Enzymen. Leider hat der Enzymgehalt in den Lebensmitteln allerdings in den letzten Jahrzehnten dramatisch abgenommen. Zu verdanken haben wir dies insbesondere den modernen Herstellungsverfahren (z. B. Erhitzen) und Lagerungs- methoden (z. B. Tiefkühltruhe). Temperaturen haben einen großen Einfluss auf die Enzyme, sodass bereits ab 49 °C die Zerstörung von Enzymen einsetzt. Demnach ist nachvollziehbar, dass allein schon der normale Kochvorgang zu einer dramatischen Zerstörung der Enzyme führt. Auch der heutzutage extreme Verzehr von Fertignahrung führt zu einer bedenklichen Unterversorgung von Enzymen.

Bleibt als Alternative die Ernährung mit besonders enzymhaltigen Lebensmitteln wie Obst und Gemüse. Doch auch wenn wir diese roh verzehren, laufen wir Gefahr, dass sie uns nicht mehr mit den erforderlichen Enzymmengen versorgen können. Aufgrund der massiven Verwendung von Herbiziden, Pestiziden und Kunstdünger büßen diese eigentlich sehr gesunden Nahrungsmittel ihren Enzymgehalt stark ein.

Die Folge unserer modernen Lebensweise hat somit unweigerlich zur Folge, dass sich die meisten Menschen mit Lebensmitteln ernähren, die kaum noch die erforderlichen Enzyme enthalten. Erschwerend kommt hinzu, dass die eigene Körperproduktion von Enzymen mit zunehmendem Alter nachlässt. Dies ist einer der Gründe dafür, warum insbesondere ältere Menschen sehr häufig von Verdauungsproblemen betroffen sind. Auch die Entwicklung von zahlreichen chronischen Erkrankungen basiert auf diesem Mechanismus.

Die regelmäßige Einnahme von Enzymprodukten vor einer Mahlzeit kann somit nicht nur für die Beseitigung von Verdauungsproblemen sorgen, sondern auch eine Reihe anderer gesundheitlicher Probleme lindern. Die wichtigsten Enzyme für die Verdauung sind die Amylasen, Proteasen und Lipasen, die in der Lage sind, die verzehrten Kohlenhydrate, Eiweiße und Fette aufzuspalten. Auch Bromelain, das aus der Ananas gewonnen wird, kann gute Dienste leisten. Es unterstützt allerdings nicht nur die Verdauung, sondern wirkt darüber hinaus auch antientzündlich, sodass es auch bei diversen entzündungsbedingten Beschwerdebildern eingesetzt wird.

Von der Einnahme von Verdauungsenzymen vor jeder Mahlzeit profitieren im Übrigen auch Personen, die von Nahrungsmittel-Unverträglichkeiten betroffen sind. Wie man mittlerweile weiß, können die Enzyme die Schwere der allergischen Reaktionen reduzieren.
Normalerweise werden Enzyme immer zusammen mit einer Mahlzeit eingenommen. Die benötigte Menge ist von dem jeweiligen Zustand des Verdauungssystems abhängig, aber auch davon, welche Lebensmittel in welcher Menge gegessen werden. Im Vergleich zu gekochtem oder gedünstetem Gemüse sind Nahrungsmittel wie Fleisch und Milchprodukte deutlich schwerer zu verdauen, sodass bei derartigen Mahlzeiten eine größere Enzymmenge benötigt wird.

Personen mit einem Magen- oder Zwölffingerdarmgeschwür oder Gastritis sollten möglicherweise auf die Einnahme von Enzympräparaten verzichten oder diese vorsichtig angehen, indem sie mit kleinen Dosierungen beginnen.

Dies betrifft insbesondere Präparate, die Protease enthalten, weil diese vorübergehend ein brennendes Gefühl in der Magengegend auslösen können. Wenn eine akute Pankreatitis vorliegt, sollten Enzyme nicht angewendet werden.

Wer von einer Schimmelpilzallergie betroffen ist, sollte die Bestandteile des jeweiligen Enzympräparates genau überprüfen. Einige Enzympräparate werden auf der Basis von Schimmelpilzen hergestellt, sodass diese bei einer Schimmelpilzallergie zu Symptomen führen können.

Bitterstoffe

Bitterstoffe sind in unserer heutigen Nahrung zur Rarität geworden, denn zunehmend mussten diese wertvollen Substanzen, die ursprünglich in vielen Getreide-, Obst- und Gemüsesorten enthalten waren, dem süßeren Geschmack weichen. Immer mehr wurden in den vergangenen Jahrzehnten die Bitterstoffe herausgezüchtet, um den Kunden die Produkte schmackhafter zu machen. Zucker, Salzgeschmack und künstliche Aromen sind die Geschmacksrichtungen, die heutzutage zählen.

Bis vor wenigen Jahrzehnten waren insbesondere Gemüsesorten wie Chirocrée, Artischocken und Radiccio noch bekannt für ihren hohen Gehalt an Bitterstoffen, doch heute schmecken sie vergleichsweise mild, und von altbekannten Bitterstoffen ist hier keine Spur mehr übrig geblieben.

Und sind trotzdem noch zu viele Bitterstoffe in unserem Gemüse enthalten, so werden diese herausgekocht oder abgeschnitten. Bitterstoffe gehören anscheinend der Vergangenheit an und haben in unserer modernen Welt keine Daseinsberechtigung mehr. Doch ist das wirklich so? Gibt es keinen Grund für den Verzehr von Bitterstoffen? Und kann man tatsächlich einfach auf sie verzichten, ohne dadurch irgendein Defizit zu erleiden?

Unentbehrlich sind Bitterstoffe jedenfalls dann, wenn es um die Verdauung geht, denn nur sie sind in der Lage, eine optimale Produktion von Verdauungssäften zu gewährleisten, indem die Ausschüttung der eigenen Verdauungssäfte angekurbelt und die Zuführung von chemischen Verdauungshilfen unnötig wird. Hierdurch kommt es zur gesteigerten Aktivität des Speichelflusses, der Galle, der Bauchspeicheldrüse, der Magensaftproduktion und der Leber, sodass eine wesentlich verbesserte Aufspaltung der zugeführten Nahrung erfolgen kann. Und da eine reibungslose Verdauung die Grundlage für eine funktionierende Darmgesundheit ist, sollten Bitterstoffe also auch immer ein fester Bestandteil einer Darmsanierung sein.

Wenn die Verdauung nicht mit einer ausreichenden Menge an Verdauungssäften begleitet wird, führt dies dazu, dass die Nahrung nicht ausreichend aufgespalten werden kann und außerdem zu lange im Verdauungstrakt und insbesondere im Darm verweilt. Bekanntermaßen führt dies zu Blähungen und Gärungsprozessen, die unnötige Belastungen für den gesamten Organismus mit sich bringen.

Bitterstoffe wirken leicht abführend, sodass sie auch bei einer drohenden Verstopfung Unterstützung bieten. Außerdem führen sie zu einer geringeren Produktion von Insulin, was den positiven Nebeneffekt mit sich bringt, dass hierdurch das Verlangen nach Süßigkeiten und Heißhungerattacken verhindert werden können. Bitterstoffe findet man heute in hoher Konzentration besonders in Extrakten von Löwenzahnwurzeln, Wermut, Engelwurz, Kalmus, Schafgarbe, Wegwarte, Tausendgüldenkraut, Benediktenkraut und Curcuma. Wer auf bequeme Weise eine ausreichende Versorgung mit Bitterstoffen erreichen möchte, kann dies mit Kräuterbitter, Magenbitter oder speziell abgestimmten Verdauungstropfen erreichen.

Diese enthalten eine Kombination von mehreren Bitterstoffextrakten und gelten als probates Mittel bei einer Verdauungsschwäche. Wichtig ist, dass sie rechtzeitig (ca. 30 Minuten) vor einer Mahlzeit eingenommen werden. Der Effekt wird optimiert, wenn die Bitterstoffe ungefähr eine Minute im Mund gehalten werden, um den Speichelfluss anzuregen, denn der Erstkontakt erfolgt immer über die Geschmacksknospen der Zunge, und genau hier kommt die Entfaltung der Wirkung zum Tragen.

Wem der bittere Geschmack zu viel Überwindung abverlangt, kann sich mit entsprechenden Kapseln behelfen. Allerdings ist die Wirksamkeit von Frischsäften und Tinkturen den Tabletten deutlich überlegen.

Curcuma

Curcuma ist ein Gewürz, das in Indien und zahlreichen anderen südostasiatischen Ländern schon seit 5.000 Jahren als traditionelles Heilmittel Verwendung findet. In der ayurvedischen Medizin wird Curcuma seit jeher hoch verehrt und gilt als eine überaus bewährte Heilpflanze. International ist Curcuma mittlerweile als Heilpflanze bei Verdauungsbeschwerden und bei Rheuma anerkannt.

In der westlichen Naturheilkunde etabliert sich Curcuma erst seit einigen Jahren, allerdings entdecken immer mehr ganzheitlich orientierte Therapeuten die wertvollen Eigenschaften dieses Gewürzes. Geschah dies bislang hauptsächlich, um Verdauungsbeschwerden zu behandeln, wird Curcuma zunehmend auch bei diversen anderen Krankheitsbildern und Symptomen eingesetzt.

Denn wie inzwischen zahlreiche internationale Studien belegen, verfügt Curcuma tatsächlich über ein breit aufgestelltes Spektrum an Wirkmechanismen.

So konnte unter anderem auch die beeindruckende Wirksamkeit bei dyspeptischen Beschwerden belegt werden. Hierunter sind Symptome zu verstehen, die im Zusammenhang mit einem Reizmagen auftreten. Die Ursache der Symptome ist auf die krankhafte Veränderung des Magensaftes und/oder eine verstärkte Bewegung des Magens zurückzuführen.

Die hierdurch auftretenden Beschwerden äußern sich durch unterschiedliche Unpässlichkeiten wie Durchfall, Völlegefühl, Blähungen oder Schmerzen oder Druck im Oberbauch. Es können sich aber auch Appetitlosigkeit, eine langsame Verdauung oder eine Fettunverträglichkeit bemerkbar machen. Dass sich Curcuma günstig auf die Behandlung der Reizmagensymptome auswirkt, wird darauf zurückgeführt, dass es anregend auf die Magensaftproduktion wirkt.

Der Erfolg vom Curcuma-Einsatz bei unterschiedlichen Arten von Verdauungsproblemen ist allerdings keine neue Erkenntnis, vielmehr ist sie die älteste, die von Curcuma bisher überhaupt bekannt ist.

Seit jeher wird Curcuma bei nahezu allen verdauungsbedingten Beschwerden eingesetzt, und da ist es fast egal, ob es sich um Verstopfung, Blähungen, Völlegefühl oder Sodbrennen handelt. Auch bei einigen Leber- und Galleproblemen, die bekanntermaßen zwangsläufig Verdauungsprobleme mit sich bringen, kann durch Curcuma Linderung erreicht werden.

Dies hängt damit zusammen, dass Curcuma die Bildung von Gallensäure fördert und eine vermehrte Entleerung der Gallenblase auslöst. Die Wirksamkeit von Curcuma stellt sich hierdurch insbesondere bei der Fettverdauung und bei einem Blähbauch unmittelbar ein.

Wichtig zu beachten ist allerdings, dass bei Gallensteinen und entzündlichen Galleerkrankungen Curcuma nur mit Vorsicht verwendet werden sollte.

Magensäure

Wenn wir heute an Magensäure (Hydrochlorsäure-HCL) denken, fallen uns in diesem Zusammenhang als Erstes die fast inflationär eingesetzten Magensäureblocker ein. Und wer kennt das nicht, dass man aufgrund von lästigem Sodbrennen zum Arzt gegangen ist und mit einem Rezept für einen Magensäureblocker die Praxis verließ?

Geht man stattdessen jedoch nach dem naturheilkundlichen Verständnis und hier insbesondere nach der Ayurvedischen Lehre, dann sind Symptome wie Sodbrennen und diverse andere verdauungsbedingte Probleme auf ein Zuwenig und nicht ein Zuviel an Magensäure zurückzuführen.

Erst langsam scheint dieser Zusammenhang bekannter zu werden, dass es heutzutage wesentlich häufiger einen Mangel an Magensäure gibt, als dies im Allgemeinen angenommen wird. In den USA ist dieses Thema weiter vorangeschritten, sodass hier schon vielen Menschen durch die

Verabreichung von Hydrochlorsäure zu einer deutlichen Linderung von Symptomen wie beispielsweise Sodbrennen verholfen wurde.

Wenn ein Mensch über zu wenig Magensäure verfügt, kann die Nahrung nicht vollständig verdaut werden. Insbesondere die Verarbeitung von Eiweißen und Mineralien ist deutlich reduziert. Am deutlichsten ist dies zu spüren, wenn man das Gefühl hat, dass das soeben verzehrte Essen wie Blei im Magen verweilt oder sich durch anschließendes Sodbrennen wieder in Erinnerung bringt.

Normalerweise werden täglich zwischen 2 und 3 Litern Magensaft produziert, der hauptsächlich aus Salzsäure und Enzymen besteht. Doch bei immer weniger Menschen wird dieser wichtige Saft tatsächlich in dieser erforderlichen Menge produziert.

Von einem Magensäuremangel sind insbesondere ältere Menschen und Vegetarier betroffen. Während im Alter die Produktion von Magensäure nachlässt und schätzungsweise fast die Hälfte der über 50-Jährigen über zu wenig Magensäure verfügen, hat bei Vegetariern im Laufe der Zeit die Produktion von Magensäure immer mehr nachgelassen. Zwar benötigt eine vegetarische Mahlzeit deutlich weniger Magensäure als eiweißhaltige Lebensmittel, aber ganz ohne diese Säure können auch vegetarische Nahrungsmittel nicht ausreichend verdaut werden, denn auch sie bestehen zu einem gewissen Anteil immer auch aus Eiweiß. Bei Eiweißen existiert das besondere Problem, dass sie in einer unzureichend verdauten Form wesentlich länger im Magen und Darm liegen bleiben als Kohlenhydrate, sodass die Entstehung von Fäulnisbakterien begünstigt wird.

Eine Beeinträchtigung der Magensäure-Produktion wird auch bei Personen mit Nahrungsmittelintoleranzen angenommen. Schätzungen gehen davon aus, dass dies bei 80% der Personen mit Nahrungs-mittelintoleranzen der Fall ist. Hier liegt entweder ein Mangel an Magensäure vor, oder aber es ist so gut wie gar keine Magensäure vorhanden. Für die Betroffenen kann die Einnahme von entsprechenden Präparaten ein wahrer Segen sein, wenn sie durch den Ausgleich der Magensäure wieder mehr Nahrungsmittel vertragen können.

Ein besonderes Problem bei einem Magensäuremangel entsteht durch die unzureichende Assimilation von Nährstoffen und Mineralien. Ohne ausreichende Magensäure können diese nicht verstoffwechselt werden, sodass ein Nährstoffmangel aufgrund eines Magensäuremangels entstehen kann. Um einen Mineralstoffmangel zu vermeiden, greifen heutzutage immer mehr Menschen zu basischen Mineralstoffen. Wie in dem Kapitel „PH-Wert – eine wichtige Basis für die Darmgesundheit" ausführlich beschrieben wird, führen auf Carbonaten basierende Mineralstoffe zu einem ungünstigen, nämlich alkalischen pH-Wert im Darm. Auch auf den Magen haben diese Basenmittel einen ungünstigen Einfluss, denn sie führen zu einer Neutralisierung der Magensäure und zu einem erhöhten pH-Wert im Magen und somit zu einer spürbaren Beeinträchtigung der Verdauung.

Ist die Magensäure, aus welchen Gründen auch immer, nicht in der Lage, die zugewiesene Nahrung zu verwerten, gelangt der unzureichend verdaute Speisebrei in den Darm, der mit dieser Last völlig überfordert ist. Auch ohne über ein umfangreiches medizinisches Grundwissen zu verfügen, ist an dieser Stelle nachvollziehbar, dass unten im Darm nicht mehr das korrigiert werden kann, was oben im Magen versäumt worden ist.

Je öfter der Darm in diese Situation gerät, umso weniger brauchen wir uns zu wundern, dass die Darmgesundheit stark strapaziert wird und am Ende spürbare Schäden eintreten. Besonders gefährlich ist die durch den unzureichend verdauten Speisebrei entstehende Gärung anzusehen, die zu Blähungen, Fuselalkoholen und Darmfloraschäden führt.

Und so ist es nachvollziehbar, dass eine Darmsanierung nur dann erfolgreich sein kann, wenn die Verdauung „oben im Magen" in Ordnung gebracht wird.

Wird ein Magensäuremangel ausgeglichen, verbessern sich nicht nur Symptome, die direkt mit der Verdauung in Verbindung stehen wie Blähungen, Sodbrennen, Völlegefühl, Candida und Dysbiose, sondern auch die Nährstoffversorgung mit Mineralien und Vitaminen. Insbesondere die Versorgung mit Vitamin B12 wird mit der Zeit deutlich verbessert, wenn genügend Magensäure vorhanden ist.

Überhaupt steht ein Vitamin B12-Mangel nicht selten in Verbindung mit einem Magensäuremangel. Denn auch wenn über die Nahrung eigentlich genügend Vitamin B12 aufgenommen wird, führt ein Mangel an Magensäure dazu, dass dieses nicht ausreichend verstoffwechselt wird und letztendlich ein B12-Mangel aus dem Magensäuremangel resultiert. Somit kann in Einzelfällen auch ein Vitamin B12-Mangel den Verdacht auf die zu geringe Magensaftproduktion lenken.

Da die Magensäure auch für die Ionisation von Mineralien zuständig ist, kann ein Magensäure-Mangel auch zu einer unzureichenden Versorgung mit Mineralstoffen führen. Von einer verbesserten Situation der Magensäure können beispielsweise Patienten mit Osteoporose profitieren, denn die optimierte Magensäureproduktion kann die Calciumaufnahme aus den Lebensmitteln verbessern und somit die Gesundheit der Knochen unterstützen. Im Übrigen ist auch ein Eisenmangel gegebenenfalls auf einen Magensäuremangel zurückzuführen, denn Magensäure wird für die Aktivierung von Eisen benötigt.

Inwieweit ein Mangel an Magensäure vorliegt, ist bisweilen noch nicht durch einen direkten Test feststellbar. In der Regel sind es Selbstbeobachtungen und Hinweise auf einen Vitamin B12-Mangel, die auf einen Magensäuremangel hinweisen können.

Ein kleiner Selbsttest kann allerdings auch wichtige Erkenntnisse liefern. Hierzu nimmt man die als Nahrungsergänzungsmittel erhältliche Hydrochlorsäure während oder nach einer Mahlzeit ein und beobachtet, inwieweit es zu Symptomveränderungen kommt.

Wesentlich aufwändiger ist die schulmedizinische Variante, bei der während einer Magenspiegelung Proben entnommen werden und die Zusammensetzung des Magensaftes untersucht wird. In Einzelfällen kann die Notwendigkeit von Magensäurekapseln auch anhand einer Stuhlprobe festgestellt werden, wenn hier unverdaute Speisereste nachgewiesen werden.

Ob eine Verabreichung von Hydrochlorid-Kapseln angezeigt ist, sollte letztendlich der behandelnde Therapeut festlegen. Denn bei allen Vorteilen, die eine Einnahme mit sich bringen kann, sollte die

Verabreichung mit Bedacht erfolgen. So darf auch nicht vergessen werden, dass ein Zuviel an Magensäure unter Umständen zu Magengeschwüren führen kann.

Die Verdauung beginnt im Mund – mit gründlichem Kauen zu mehr Gesundheit

Haben Sie sich jemals bewusst Gedanken darüber gemacht, wie Sie eigentlich essen? Gehören Sie auch zu denjenigen, die ihre Mahlzeiten im „Vorbeigehen", im Stehen, im Büro oder sogar beim Autofahren zu sich nehmen? Dann gehören Sie womöglich auch zu den Menschen, die ihre Nahrung verschlingen, hastig herunterschlucken und dabei das Kauen völlig vergessen?

Wenn ja, sollten Sie dieses Kapitel mit besonderer Sorgfalt lesen und von jetzt an Ihr Essverhalten genauer unter die Lupe nehmen.

Bekanntermaßen beginnt die Verdauung im Mund, wo sozusagen die „Vorverdauung" stattfindet. Hier werden durch das Kauen spezifische Enzyme und Speichel freigesetzt, was für den gesamten Verdauungsprozess von großer Bedeutung ist. Demzufolge führt ein unzureichendes Kauen und Einspeicheln dazu, dass die nachfolgenden Verdauungsorgane entsprechend mehr Arbeit haben, um die Nahrung in die nötigen Einzelsubstanzen zu zerlegen.

Durch das intensive Kauen wird mehr Speichel hervorgelockt, sodass sich bereits im Mund der Speisebrei verflüssigen kann. Dies führt dazu, dass schon durch die Mundverdauung wesentliche Bestandteile der Nahrung aufgeschlossen werden und eine Art Vorverdauung stattfindet.

Demzufolge kann der Magen-Darm-Trakt den Nahrungsbrei und somit die wichtigen Nährstoffe viel leichter aufnehmen und wird nicht mehr so strapaziert wie bei einer schlecht vorgekauten Nahrung. Verdauungsprobleme wie Völlegefühl, Sodbrennen und Magenprobleme lassen sich durch das gründliche Kauen häufig deutlich lindern.

Wie günstig sich ausreichendes Kauen auf die gesamte Verdauung auswirkt, hatte seinerzeit schon Dr. Franz Xaver Mayr (1875–1965) betont, indem er von seinen Patienten verlangte, jeden Bissen 3 bis 40 Mal zu kauen. Bei seiner auch heute noch bekannten und altbewährten Mayr-Kur geht es darum, die Milch und Brötchen abwechselnd nacheinander und sehr gründlich zu kauen. Das Einspeicheln ist hier ein wesentlicher Faktor, um den gewünschten Erfolg mit der F.X.-Mayr-Kur zu erreichen. Auch wenn die F.X.-Mayr-Kur heutzutage häufig von ihren Anwendern mit dem Ziel der Gewichtsreduzierung durchgeführt wird, so bestand das ursprüngliche Ziel Dr. Mayrs darin, den Darm zu sanieren.

Interessanterweise gab es im 19. Jahrhundert fast zeitgleich einen weiteren Verfechter einer gesunden Ernährungsweise, der auf die große gesundheitliche Bedeutung von gründlichem Kauen hinwies.

Der britische Ernährungsreformer Horace Fletcher (1849 – 1919) erklärte damals seine Beobachtungen wie folgt: „Nature will castigate those who dont's masticate", was übersetzt so viel heißt wie "Die Natur wird diejenigen bestrafen, die nicht gründlich kauen". Dies brachte ihm seinerzeit den Kosenamen „The Great Masticator" ein, was nichts anderes bedeutet als „der große Kauer". Auch die noch heute gelegentlich verwendete Bezeichnung „Fletschern" geht auf Horace Fletcher zurück, womit seine von ihm entwickelte besonders intensive Kautechnik gemeint ist.

Das Fletschern gilt als besonders gründlich, weil sogar Flüssigkeiten „gekaut" und eingespeichelt werden sollen, um eine möglichst umfassende Vorverdauung zu erreichen. Erfreulicher Nebeneffekt dieses intensiven Kauens ist für übergewichtige Menschen ein sich schneller einstellendes Sättigungsgefühl.

Vor ein paar Jahren wurden die Erkenntnisse von Horace Fletcher wieder aufgegriffen und von dem Schauspieler und Buchautor Jürgen Schilling zurück in die Öffentlichkeit gebracht. Wenn man in den Medien über das sogenannte „Schmauen" liest, dann wird dies mit großer Wahrscheinlichkeit auf eben diesen Jürgen Schilling zurückgehen. Vor über 20 Jahren hat er diese Methode für sich selbst entdeckt und beachtliche gesundheitliche Erfolge erreicht.

Die Bezeichnung des Schmauens setzt sich zusammen aus den Wörtern Schmecken und Kauen und steht für eine bestimmte Art des Kauens. So wie zuvor bei F.X. Mayr und Horace Fletcher das Kauen von großer Bedeutung war, so hat auch das heutige Schmauen zum Ziel, dass die Nahrung bereits im Mund möglichst klein zerlegt wird, um durch diese Vorverdauung die nachfolgenden Organe zu entlasten.

Um dies zu erreichen, werden kleine Bissen gründlich gekaut und eingespeichelt, sodass die Nahrung nach etwa 40 Kaubewegungen die Nahrung komplett breiig oder flüssig ist. Hierfür ist es besonders in der Anfangszeit wichtig, sich völlig auf das Essen zu konzentrieren. Hilfreich ist es, wenn man zunächst die Kaubewegungen zählt. Und wenn sich Nahrungsbestandteile im Mund befinden, die sich nicht vollständig zerkleinern und verflüssigen lassen, werden diese aus dem Mund genommen.

Das Schmauen hat neben der verbesserten Verdauungsleistung noch einige weitere angenehme Nebeneffekte. Einer davon ist die Unterstützung des Säure-Basenhaushaltes, indem der Speichel durch das Schmauen basisch wird. Hierdurch kann die aufgenommene Nahrung entsäuert werden und somit einen wichtigen Beitrag zum Säure-Basenhaushalt leisten.

Ein weiterer Aspekt ist der Gewichtsverlust, der sich begleitend zum Schmauen bei vielen übergewichtigen Menschen automatisch einstellt. Dies hängt damit zusammen, dass durch das Schmauen schon nach einer geringen Nahrungsmenge ein Sättigungsgefühl eintritt, weil die Nahrung besser verwertet und ausgenutzt wird. Bei untergewichtigen Personen kann das Schmauen hingegen durch die bessere Vitalstoffverwertung zu einer Gewichtszunahme führen.

Für gründliches Kauen ist ein funktionierendes Gebiss unerlässlich. Nur intakte Zähne und nicht Zahnlücken oder locker sitzende Prothesen sind in der Lage, die Nahrung zu zerkleinern und für den Verdauungstrakt vorzubereiten. Somit ist eine umfassende und regelmäßige Zahnpflege auch für die Darmgesundheit von großer Bedeutung.

Darmreinigung

Eine Darmsanierung umfasst in vielen Fällen auch eine Darmreinigung. Besonders bei chronisch erkrankten Menschen und einer schwerwiegenden Darmdysbiose ist es sinnvoll, den Darm von alten Schlacken und Abfällen zu reinigen, um eine erfolgreiche Darmsanierung und Ansiedelung von gesunden Darmbakterien ermöglichen zu können.

Normalerweise kann der Darm selbst und ohne jegliche Unterstützung von außen für eine stetige Reinigung sorgen, allerdings wird unser Verdauungstrakt heutzutage meistens derart stark strapaziert, dass wir ihn regelrecht überfordern, und er seinen vielfältigen Aufgaben nicht mehr ausreichend nachkommen kann. Allein wenn man sich vorstellt, mit wie vielen chemischen Substanzen und unnatürlichen Lebensmitteln wir tagtäglich unsere Verdauungsorgane konfrontieren, kann man erahnen, dass diese so manches Mal an ihre Grenzen stoßen und Hilfe benötigen, um sich von all diesen toxischen Belastungen zu befreien.

Toxische Ablagerungen, die sich seit Jahren im Darm angesammelt haben, können zu schweren gesundheitlichen Problemen führen, wenngleich diese Ablagerungen meistens nicht als Ursache herausgefunden werden. Erstaunlich ist es dann jedoch bei vielen Patienten, wie sich diverse Gesundheitsprobleme allein durch die Darmreinigung zurückbilden.

Auch wenn man den Eindruck hat, als wäre eine Darmreinigung eine Erfindung unserer Zeit, so muss dem widersprochen werden, denn auch in alten Kulturen der Ägypter, Griechen und Chinesen wurden regelmäßige Darmreinigungen zur Unterstützung der Gesundheit vorgenommen. Damals geschah dies in Form von einfachen Darmeinläufen, heute stehen uns einige bequemere Methoden wie die Colon-Hydro-Therapie und spezielle Darmreinigungskuren mithilfe von pflanzlichen Nahrungsergänzungsmitteln zur Verfügung, die darüber hinaus auch noch wesentlich effektiver wirken.

Von regelmäßigen Darmreinigungen profitiert die Gesundheit mehrfach. Werden die Reinigungen regelmäßig durchgeführt, dann schützen sie unter anderem davor, dass viel Druck auf die Darmwand ausgelöst wird und sich hierdurch Ausstülpungen im Darm bilden, die zu der nicht ungefährlichen Divertikulitis führen.

Auch Personen, die unter Verstopfung leiden oder grundsätzlich zu wenige Ballaststoffe zu sich nehmen, profitieren von den Darmreinigungen. Sie erreichen eine Verbesserung der allgemeinen Gesundheit, indem mögliche Rückvergiftungen bedingt durch toxische Stoffwechselprodukte und Fuselalkohole reduziert oder gar verhindert werden können.

In den vergangen Jahren hat sich die Darmsanierung zu einem festen Bestandteil der Naturheilkunde etabliert. Parallel zu dieser Entwicklung hat das Angebot an verschiedenen Darmreinigungsmethoden kontinuierlich zugenommen, sodass es für einen Laien kaum noch möglich ist, sich hier einen vollständigen Überblick zu verschaffen. Besonders wenn es um die Zuverlässigkeit und Seriosität der jeweiligen Methoden geht, führt dies schnell zu Verunsicherungen.

Wenn man nicht sicher ist, hilft es, sich an einen erfahrenen Therapeuten zu wenden oder sich ausgiebig in bestimmten Internetforen zu erkundigen. Gerade in Foren sind oftmals sehr hilfreiche Tipps von Betroffenen zu finden, die ihre eigenen Erfahrungen bereits gemacht haben und keine wirtschaftlichen oder sonstigen Interessen an dem einen oder anderen Produkt haben.

Obwohl sich die jeweiligen Darmreinigungsprodukte in ihrer Zusammensetzung unterscheiden, ist ihnen dennoch fast allen gemeinsam, dass sie auf der Basis von Ballaststoffen hergestellt werden. Meistens sind dies Flohsamen, die aufgrund ihrer enormen Quellfähigkeit bei der Darmreinigung hervorragende Dienste leisten.

Durch das Aufquellen der Darmreinigungspräparate sollen die Ablagerungen an den Darmwänden gelöst werden. Auch Nahrungsreste, die sich unter Umständen schon seit vielen Jahren in den Darmnischen befinden, sollen durch diese Massebildner erreicht und gebunden werden.

Im Vergleich zu den klassischen Einläufen und der Colon-Hydro-Therapie haben diese Darmreinigungsmittel einen entscheidenden Vorteil, indem sie nämlich den Dünndarm erreichen, was durch die mechanischen Methoden unmöglich ist. Von berufstätigen Menschen wird außerdem die Bequemlichkeit dieser Anwendung geschätzt, denn viele der Darmpräparate sind in Tabletten- oder Kapselform erhältlich, sodass eine derartige Darmreinigung auch in den Berufsalltag integriert werden kann.

Neben den Darmreinigungspräparaten auf der Basis von Ballaststoffen gibt es noch eine weitere sehr effektive Methode. Dies ist ganz besonders für Personen interessant, die die ballaststoffhaltigen Präparate nicht vertragen und beispielsweise mit Blähungen reagieren. Aber auch für die anderen Menschen ist dieses Verfahren sehr wertvoll, weil es den Darm nicht nur von Schlacken befreit, sondern den Körper zusätzlich mit hochwertigen Mineralstoffen versorgt. Sogenannte kollodiale Mineralien sind in der Lage, die in der Darmwand abgelagerten Schlacken langsam herauszulösen. Hierfür trinkt man über einen Zeitraum von mehreren Wochen spezielle kollodiale Mineralien in Wasser verdünnt.

Eine sehr starke Darmreinigung erreicht man durch die Einnahme von Rizinusöl. Durch seine extrem abführende Wirkung kommt es zu einer vollständigen Darmentleerung. Die Rizinusölkur sollte nicht länger als zwei Tage durchgeführt werden.

Auch eine Fastenkur trägt maßgeblich zur Darmreinigung bei. Gute Erfolge werden von der F.X. Mayr-Kur berichtet, die in Kombination mit Bittersalz und dem Verzehr von Milch und getrockneten Brötchen durchgeführt wird. Durch diese sehr leicht verdauliche Ernährung und das gründliche Kauen, das ein wesentlicher Bestandteil dieser Kur ist, lösen sich die Schlacken im Darm. Durch die tägliche Einnahme von Bittersalz können die vorhandenen Gärungs- und Fäulnissubstanzen entfernt werden.

Überhaupt war es seinerzeit Dr. F.X. Mayr, der erkannte, dass die im Darm entstehenden Giftstoffe entscheidend dazu beitragen, ob ein Mensch gesund oder krank ist. Auf dieser Erkenntnis baute er sein Fastenprogramm auf, wobei er die Schonung des Verdauungstraktes als wesentliche Grundlage der Regeneration bewertete.

Die Reinigung der Darmwände wird grundsätzlich durch eine ballaststoff-reiche Ernährungsweise unterstützt, die ergänzend zu diversen Darmreinigungsprogrammen erfolgen kann.

Fasten

Schon vor einigen Jahrtausenden wurde das Fasten in zahlreichen Kulturen zur Gesunderhaltung praktiziert. Auch von Hippokrates weiß man, dass er das Weglassen von fester Nahrung empfahl, um Krankheiten zu lindern. Sein damaliges Motto, das heute aktueller denn je ist, war, „den inneren Arzt wirken zu lassen".

In verschiedenen Religionen ist das Fasten fest verankert, sei es bei Muslimen, die während des Fastenmonats von Sonnenaufgang bis Sonnenuntergang enthaltsam leben oder bei den Christen, bei denen die österliche Fastenzeit mit Aschermittwoch beginnt und 40 Tage bis zur Karwoche andauert. Auch von buddhistischen Mönchen und Nonnen kennen wir den Nahrungsverzicht, indem diese täglich ab mittags fasten.

Obwohl heutzutage in unserer Gesellschaft die religiös motivierten Fastenzeiten nicht mehr so strikt gehandhabt werden wie noch im letzten Jahrhundert, so findet Fasten auch heute noch häufig statt. In Deutschland geht man davon aus, dass hier 3 Millionen Menschen regelmäßig fasten. Die Motivation hierfür liegt allerdings meistens in Schönheitsidealen begründet, um einige Kilos zu verlieren, sodass die Figur nicht zu sehr ausufert. Aber auch gesundheitliche Gründe sind für viele Menschen Anlass genug, um für eine gewisse Zeit die Nahrungszufuhr einzuschränken.

Wenn man sich vorstellt, dass im Laufe eines Lebens durchschnittlich bis zu 50 Tonnen Nahrungsbrei und 50.000 Liter Flüssigkeit den Darm passieren, erahnt man, wie viel Arbeit der Verdauungstrakt täglich leisten muss. Auch die Tatsache, dass die Verdauung täglich ungefähr 35% unseres verfügbaren Energiehaushaltes verbraucht, macht deutlich, was wir unserem Körper durch unser Essen zumuten.

Aus all den zugeführten Lebensmitteln, die zumeist aus einem undefinierbarem chemischem Allerlei wie Konservierungs- und Zusatzstoffen bestehen, müssen die an der Verdauung beteiligten Organe mit viel Energieaufwand nutzbare Einzelsubstanzen herstellen.

Außerdem wird im Verdauungstrakt zwischen Gut und Böse unterschieden, indem die nicht benötigten oder gar schädlichen Stoffe über den Darm wieder ausgeschieden werden. All dies macht deutlich, wie groß die Herausforderung ist, mit der die beteiligten Organe täglich konfrontiert werden. Und dass eine Entlastung durch Nahrungsverzicht zu gesundheitlichen Verbesserungen führen kann, verwundert dann nicht mehr.

Dass der Verzicht auf Nahrung gesundheitsfördernd sein kann, lehrt uns die Natur an sehr anschaulichen Beispielen. Denken Sie an dieser Stelle an Ihren Hund oder Ihre Katze – was machen Ihre Haustiere, wenn sie kränkeln? Ja, sie legen sich in eine Ecke, wollen ihre Ruhe haben und verzichten freiwillig auf Fressen und Trinken. Erst wenn es ihnen wieder besser geht, kriechen sie aus ihrem Körbchen hervor und wollen wieder Nahrung zu sich nehmen.

Wir Menschen verhalten uns nicht wesentlich anders. Wenn wir kränkeln, vermeiden wir auch die Aufnahme von Nahrung. Insbesondere betrifft dies Krankheiten, die mit dem Verdauungstrakt in Verbindung stehen wie Erbrechen, Durchfall und Übelkeit. Instinktiv verzichten wir auf Nahrung, um den Verdauungstrakt zu schonen und gesunden zu können.

Bei diesem Verzicht auf Nahrung handelt es sich zwar um einen eher unfreiwilligen Verzicht, aber dennoch zeigt uns dieser, dass wir durch die Enthaltsamkeit zum Gesundungsprozess beitragen.

Wenn wir von Fasten sprechen, meinen wir zwar den bewussten Verzicht auf feste Nahrung, aber das Ziel ist das Gleiche: Wir verzichten, um gesünder zu werden. Während der Fastenzeit versorgt sich der Organismus aus den vorhandenen Stoffwechseldepots, wofür er keine Stoffwechselenergie aufbringen muss. Dies führt zu einer umfangreichen Entlastung aller Stoffwechselprozesse, sodass sich der Körper auf wesentliche Aufgaben konzentrieren kann wie das Ausscheiden von Schadstoffen, die Ausheilung von Entzündungen und die Aktivierung der

Selbstheilungsprozesse. Die Energie, die der Organismus für die sonst übliche Verdauungsleistung aufbringen müsste, kann nun anderweitig eingesetzt und dem Gesundungsprozess zur Verfügung gestellt werden.

Dabei spielt die Entlastung des Verdauungstrakts und insbesondere des Darms eine wesentliche Rolle. Indem der Darm quasi „in Urlaub geschickt" wird, kann das komplette Verdauungssystem zur Ruhe kommen, sodass der gesamte Organismus erleichtert wird.

Dies wird auch ermöglicht, indem der Körper durch das Fasten gereinigt und von belastenden Substanzen befreit wird. Denn wenn auf feste Nahrung verzichtet wird, entsteht einerseits eine Entlastung des Stoffwechsels und andererseits auch eine Anregung der Entgiftungsprozesse. Hierdurch wird erreicht, dass im Körper abgelagerte fettlösliche Giftstoffe freigesetzt und über den Darm ausgeschieden werden.

Durch das Freisetzen von Giftstoffen kommt es zunächst zu einer Belastung des Körpers, wodurch die Ausscheidungsorgane strapaziert werden. Somit ist es ratsam, während der Fastenzeit schadstoffbindende Präparate wie Kohle, Zeolith, Heilerde oder Chlorellaalgen einzunehmen.

Hierdurch kann die gefürchtete „Fastenkrise" verhindert werden, die in der Regel auftritt, wenn der Körper mit zu vielen freiwerdenden Schadstoffen überflutet und belastet wird. Auch die Unterstützung der Ausscheidungsorgane wie der Leber und den Nieren sollte berücksichtigt werden, um Fastenkrisen bzw. Nebenwirkungen zu vermeiden.

Überhaupt sollte beim Fasten auf bestimmte Dinge geachtet werden, um keine unliebsamen Überraschungen zu erleben. So ist nicht nur die Einnahme von schadstoffbindenden Präparaten wichtig, sondern auch ausreichendes Trinken von kohlensäurefreiem Wasser (2–3 Liter täglich) und leichte Bewegung. Hierdurch kann die Wirksamkeit des Fastens deutlich gesteigert werden, indem der Fettstoffwechsel angekurbelt wird. Durch die Bewegung wird außerdem erreicht, dass man dem Muskelabbau entgegengewirkt, der durch eine reduzierte Nahrungszufuhr auftreten kann. Das Durchführen von Einläufen kann das Fasten und die Darmentlastung unterstützen.

Zu bedenken ist auch, dass durch das Fasten Glutathionreserven aufgezehrt werden. Dies ist insbesondere dann der Fall, wenn das Fasten über einen längeren Zeitraum stattfindet. Um dem entgegenzuwirken, sollte man für eine zusätzliche Glutathioneinnahme sorgen.

Das Angebot an Fastenkuren ist mittlerweile sehr groß und zuweilen auch unübersichtlich, sodass es nicht immer leicht ist, sich zu entscheiden. Häufig ist der Verzehr von fester Nahrung verboten und die erlaubten Kalorien von bis zu 400 täglich werden überwiegend durch Getränke abgedeckt.

Zu den bekanntesten Fastenkuren gehören das Heilfasten, Früchtefasten, Buchingerfasten, Saftfasten, Basenfasten, Teilfasten und die Schrothkur. Viele Wellness- und Gesundheitshotels bieten entsprechende Kuren an, sodass man personelle Begleitung erfährt und sich nicht allein Zuhause durch die Fastenzeit bemühen muss. Da so ein Aufenthalt recht stolze Preise haben kann, favorisieren verständlicherweise viele Personen das Fasten Zuhause. Natürlich ist es möglich, bestimmte Fastenkuren allein durchzuführen, aber ohne eine Begleitung fällt das Durchhalten meistens etwas schwerer.

Spätestens wenn durch das Fasten unliebsame Beschwerden auftreten wie Kopfschmerzen, Schwindel oder eine extreme Müdigkeit, wird das Durchhaltevermögen auf die Probe gestellt. Die ersten drei Tage gelten als besonders hart, sodass sich während dieser Zeit die Gedanken auffallend häufig mit dem Thema Essen beschäftigen.

Daher kann es auch sinnvoll sein, sich vor Ort nach entsprechenden Möglichkeiten und Heilpraktikern umzusehen.

Überhaupt sollte man sich vor Beginn einer Fastenkur mit seinem Therapeuten, sei es der Arzt oder Heilpraktiker, besprechen. Besonders wenn das Fasten länger als eine Woche andauern soll, ist eine medizinische Begleitung anzuraten. Wer erst vor kurzer Zeit eine Krankheit überstanden hat, unter Diabetes oder chronischen Hauterkrankungen wie Neurodermitis und Psoriasis leidet, sollte auf das Fasten verzichten oder dies nur in sehr intensiver Abstimmung mit einem Therapeuten und möglicherweise nur stationär durchführen.

Für einige Menschen kommt das Fasten allerdings gar nicht in Betracht, zu dieser Risikogruppe zählen unter anderem Personen mit Untergewicht, Essstörungen, Krebserkrankungen, einer schweren Herzerkrankung und psychischen Problemen.

Auch bei einer Schwangerschaft und während der Stillzeit sollte auf Fasten verzichtet werden.

Berücksichtigt werden sollte bei einer Entscheidung, ob Fasten möglich ist oder nicht, auch immer, ob bereits mehrere Operationen erfolgt sind und welche Medikamente regelmäßig eingenommen werden.

Hydrolysate – Verzicht auf feste Nahrung

In schwerwiegenden Fällen, bei denen aufgrund des erkrankten Darms zahlreiche Nahrungsmittelunverträglichkeiten vorliegen und demzufolge nur noch extrem wenige Nahrungsmittel vertragen werden, ist eine therapeutische Begleitung unerlässlich, möglicherweise ist sogar eine stationäre Behandlung erforderlich.

Dies gilt insbesondere für diejenigen, die möglicherweise mehrere Tage lang auf die Zufuhr von fester Nahrung verzichten sollten, um den strapazierten Darm zur Ruhe zu bringen. Dass dies nicht in Eigenregie erfolgen sollte, versteht sich eigentlich von selbst, da eine Mangelernährung die Folge sein kann, bei der der Körper nicht mehr ausreichend mit Nährstoffen versorgt wird.

In einigen wenigen spezialisierten Kliniken werden die Patienten auf eine Ernährung mit einer sogenannten Hydrolysatnahrung eingestellt, die in der Regel zwischen 3 und 5 Tagen andauert. Dabei besteht die Nahrung aus Hydrolysaten, die auch als Protein- oder Aminosäuren-Hydrolysate bezeichnet werden. Hierbei handelt es sich um eine allergenarme Babynahrung, die aus einem Pulver besteht, das mit etwas Wasser zu einer flüssigen Mahlzeit zubereitet wird.

Die Hydrolysate sind in der Regel so hochwertig aufbereitet, dass sie über alle notwendigen Nährstoffe verfügen und somit keine Zufuhr von weiteren Nahrungsmitteln erforderlich ist. Wesentlich für den Erfolg dieser Maßnahme ist der komplette Verzicht auf feste Nahrung während dieser Fastentage.

Die Hydrolysate wurden ursprünglich für Säuglinge und Babys entwickelt, bei denen eine erhöhte (erbliche) Allergieneigung vorliegt. Da Neugeborene über eine unzureichende Darmflora verfügen, infolgedessen artfremdes Eiweiß wie beispielsweise Kuhmilch zu Problemen führen kann, wird diese hypoallergene Säuglingsnahrung zur Allergieprävention eingesetzt. Das in diesen Produkten enthaltene Eiweiß wurde durch Hydrolyse gespalten oder denaturiert, sodass es von den Säuglingen besser verstoffwechselt werden kann.

Mittlerweile haben sich diese Hydrolysate auch bei der Behandlung von hochallergischen Erwachsenen etabliert sowie bei einer extrem geschädigten Darmflora, entzündlichen Darmerkrankungen, Intensiv-pflegepatienten und bei Strahlen- und Zytostatikaschäden des Darms.

Während der Ernährung mit dieser Flüssignahrung werden der gesamte Verdauungstrakt und insbesondere der Darm entlastet. Nach dieser Erholungsphase, während der sich der Darm beruhigen und etwas regenerieren kann, wird in ganz kleinen Schritten die feste Nahrung wieder eingeführt.

Normalerweise steht jeden Tag nur ein einziges Nahrungsmittel auf dem Speiseplan, sodass das Frühstück auch schon mal aus einem Stück gekochtem Rindfleisch bestehen kann. Als Ergänzung wird zwischendurch die Ernährung mit den Hydrolysaten beibehalten. Im Laufe der Zeit wird diese dann ausgeschlichen, sodass nach wenigen Wochen die Ernährung wieder ausschließlich aus fester Nahrung besteht.

Die Basis der Hydrolysate besteht aus Molke, Kasein, Soja oder freien Aminosäuren. Je stärker sie hydrolysiert und mit Aminosäuren versetzt sind, umso weniger Allergencharakter besitzen sie. Allerdings sind sie auch am teuersten, sodass eine Dose im Durchschnitt 40,- € kostet. Bei einem täglichen Verzehr von einer Dose ist diese Ernährungsweise dementsprechend teuer, zumal Krankenkassen die Kosten in der Regel nicht übernehmen.

Neben den beachtlichen Preisen besteht ein weiterer Nachteil in den Hydrolysaten darin, dass die meisten von ihnen auf der Basis von Glukose hergestellt werden. Da Glukose jedoch ein Hauptnährstoff des unliebsamen Candida-Hefepilzes ist, läuft man Gefahr, dass man genau diesen Mitbewohner füttert und zum Verbleib animiert, den man ja eigentlich loswerden möchte. Eine Lösung besteht in den glukosefreien Hydrolysaten, von denen es derzeit nur etwa zwei Produkte gibt und die ca. 160,- € pro Dose kosten.

Welche Fastenvariante ist die richtige?

Egal für welche Fastenvariante man sich auch entscheidet – wichtig ist immer, dass sie nur durchgeführt werden darf, wenn dies auch körperlich zu verantworten ist. Zwar profitiert der Körper in der Regel von der Fastenzeit, aber man darf nicht außer Acht lassen, dass der Organismus durch die sehr eingeschränkte Nahrungszufuhr zunächst in einen geschwächten Zustand geführt wird. Dies ist auch ein Grund, warum Fasten nicht mal eben nebenher geschehen kann und die Fastenzeit möglichst auf arbeitsfreie Tage gelegt werden sollte.

Welche der jeweiligen Fastenmethoden die persönlich richtige ist, hängt von verschiedenen Faktoren und Vorlieben ab. Wer z. B. von einer Zöliakie, Glutenintoleranz oder Weizenallergie betroffen ist, könnte sich mit einer F.X.-Mayr-Kur schwer tun, weil hierbei Weizenbrötchen verzehrt werden, die bei diesen Personen unverträglich sind. Somit ist nicht jede Fastenart für jeden gleich gut geeignet.

Entscheidend bei der Wahl der „richtigen" Fastenvariante sollte auch sein, welcher Zweck mit dem Fasten verfolgt wird, denn auch wenn es bei jeder Fastenart um eine Entlastung des gesamten Organismus geht, so hat dennoch jede einzelne ihren besonderen Fokus.

Während bei dem Basenfasten der Säure-Basen-Haushalt im Mittelpunkt steht, geht es beim Früchtefasten um die Eiweißreduktion und bei der F.X.-Mary-Kur um die Optimierung der Verdauung und Stoffwechselentlastung. Es macht also Sinn, sich vor der Entscheidung umfassend zu informieren und sich gegebenenfalls mit einem Therapeuten zu besprechen, um den bestmöglichen persönlichen Gewinn aus der Fastenkur ziehen zu können.

Das sollten Sie auch wissen

- Die Einleitung der Fastentage erfolgt häufig durch eine Darmreinigung, die durch das Trinken von Glaubersalz oder FX-Passage-Salz erfolgt. Hierfür werden ca. 20 mg Salz in einem Glas mit warmem Wasser aufgelöst und zügig getrunken. Innerhalb weniger Minuten stellen sich hierdurch eine oder mehrere flüssige Darmentleerungen ein.

- Wer eine grundsätzliche Ernährungsumstellung anstrebt, um von seinen ungesunden Leckereien loszukommen oder weil die bisherigen Lieblingsspeisen nicht unbedingt einer darmfreundlichen Ernährungsweise entsprechen, kann mit einer Fastenkur einen idealen Einstieg erreichen, um die Umstellung der Ernährung einzuleiten.

- Die Fastenzeit kann durch Einläufe oder die Colon-Hydro-Therapie unterstützt werden, um freiwerdende Schadstoffe auszuleiten und den Organismus zu entlasten. Dies lindert oder verhindert die oft gefürchteten Fastenkrisen, bei denen es zu Kopfschmerzen oder Übelkeit kommen kann.

Physikalische Methoden

Je stärker die Darmgesundheit in eine Schieflage geraten ist, umso mehr empfiehlt es sich, die Darmsanierung durch physikalische Mittel zu unterstützen.

Am häufigsten kommen hier Einläufe und die Colon-Hydro-Therapie zum Einsatz, aber auch ein kleines Kunststoffröhrchen, das im weiteren Verlauf dieses Kapitels genauer beschrieben wird, kann große Wunder bewirken.

Auch wenn die physikalischen Methoden eine große gesundheitliche Unterstützung für viele Menschen sind, kann es in Einzelfällen passieren, dass die Anwendungen nicht vertragen werden. Aus diesem Grund ist es immer wichtig, vorher mit dem behandelnden Arzt Rücksprache zu halten.

Einlauf

Einläufe wurden schon vor einigen hundert Jahren von vielen gesundheitsbewussten Menschen zur Reinigung des Darms angewendet. Einige Quellen verweisen sogar darauf, dass Einläufe zu den ältesten Naturheilmethoden gehören sollen, auch Hippokrates war ein großer Anhänger derartiger Darmreinigungen. Ziel der Einläufe war es auch damals schon, durch die Beseitigung von belastenden Abfällen aus dem Darm eine Verbesserung der Gesundheit zu erreichen. So wurden Einläufe bei unterschiedlichsten Krankheitsbildern eingesetzt, egal ob bei Fieber, Blähungen, Verstopfung oder Kopf- und Gliederschmerzen.

Damals war es etwas ganz „Normales", den Darm regelmäßig durch Einläufe zu reinigen, doch heute ist es zur Seltenheit und einem Tabuthema geworden, über das niemand gerne spricht.

Erst seit einigen Jahren erlebt der Einlauf eine Renaissance, was darauf zurückzuführen ist, dass sich immer mehr Menschen mit dem Thema „Entgiften und Entsäuern" beschäftigen.

Einlaufgeräte sind Kunststoffbehälter mit einem Gummischlauch und einer Einführhilfe und sind in Apotheken, Sanitätshäusern und speziellen Internetshops erhältlich. In der Fachsprache werden sie auch als Irrigator oder Klistier bezeichnet.

Einläufe wirken in mehrfacher Hinsicht gesundheitsfördernd. Denn es werden hierdurch nicht nur belastende Substanzen und Ablagerungen von den letzten 50 cm des Darms gelöst und aus dem Körper herausgespült, sondern es kommt außerdem auch zu einer Aktivierung von Reflexpunkten im Darm, die die Selbstheilung unterstützen. Über die benötigte Anzahl der Einläufe gibt es unterschiedliche Ansichten, einige Therapeuten empfehlen, zu Beginn täglich zwei Einläufe vorzunehmen und im weiteren Verlauf auf einmal täglich zu reduzieren. Erfahrungen zeigen jedoch, dass es wohl auf die persönliche Situation ankommt und die Häufigkeit individuell festgelegt werden sollte.

Einläufe kann man sehr bequem zu Hause durchführen und am besten im Badezimmer, damit der Gang zur Toilette möglichst kurz ist.

Für den Einlauf eignet sich handwarmes Wasser am besten, dieses sollte möglichst destilliert oder gefiltert sein. Je nach Beschwerden wird das Wasser mit verschiedenen Substanzen angereichert wie mit z. B. Katzenminze, Kamille oder Schafgarbe. Als besonders effektiv gelten hochwertige (kollodiale) Mineralstoffe, Brottrunk® und andere Milchsäureprodukte.

Während Schafgarbe insbesondere die Drüsen, den Magen und die Leber unterstützt, wirkt sich Katzenminze beruhigend aus und lindert Blähungen. Wenn man diese Zutaten in Kräuterform verwendet, benötigt man einen Teelöffel Kräuter auf 1,5 Liter Wasser. Für Kinder verwendet man geringere Mengen. Wenn man Brottrunk® verwendet, kann man eine 20 ml Spritze mit je 10 ml Wasser und Brottrunk® füllen und zweimal täglich rektal einführen.

Milchsäureprodukte wie sie in Brottrunk® enthalten sind, eignen sich insbesondere für die Sanierung des Enddarms. Hierbei kann man zwei verschiedene Anwendungsmöglichkeiten wählen:

1. Man legt sich auf die linke Körperseite und lässt 100 ml über das Klistier in den Darm einlaufen. In dieser Position lässt man den Brottrunk® 15 Minuten einwirken und legt sich anschließend jeweils für weitere 15 Minuten auf den Bauch, den Rücken und abschließend auf die rechte Seite. Anschließend entleert man den Darm in der Toilette.

2. Alternativ kann der Einlauf auch mit verdünntem Brottrunk® durchgeführt werden. Hierzu wird das Einlaufgerät mit 100 ml Brottrunk® und 1 Liter Wasser gefüllt. Für das Einlaufenlassen in den Darm legt man sich auf die linke Körperhälfte und nach dem Entleeren des Einlaufgerätes auf den Rücken. Nun versucht man, die Flüssigkeitsmenge so lange wie möglich zu halten und entleert sich, sobald dies der Druck auf den Darm anzeigt.

Kaffeeeinlauf

Kaffee ist nicht gerade als Gesundheitselixier bekannt, und da sollen Kaffeeeinläufe gesundheitsförderlich sein? Ja, das ist tatsächlich so, denn das oft gefürchtete Koffein wirkt in Form von Einläufen ganz anders, als wenn man es in Form von Kaffee trinkt.

Schon vor fast 100 Jahren wurden Kaffeeeinläufe zur Entgiftung eingesetzt. Einer der berühmtesten Anwender war seinerzeit der im Jahr 1881 in Deutschland geborene Dr. Max Gerson, der auch heute noch zu den Pionieren der ganzheitlichen Gesundheit gezählt wird. Das, was heutzutage die Umweltmedizin ausmacht, hatte Dr. Gerson schon damals in den Grundzügen erkannt, indem er eine vergiftete Umwelt und Ernährung in Kombination mit einer unzureichenden Versorgung mit Nährstoffen für die Entstehung von diversen chronischen Krankheiten (z. B. Tuberkulose) und insbesondere Krebs verantwortlich machte. Zahlreiche Krebspatienten mit einem fortgeschrittenen Krankheitsstadium konnte er durch seine unkonventionellen Behandlungsmaßnahmen, zu denen auch die Kaffeeeinläufe gehörten, heilen.

Für die Ausbreitung der Krankheiten war für Dr. Gerson insbesondere eine überforderte Leber verantwortlich, die die zahlreichen Giftstoffe, die der Körper durch Umwelt und Ernährung aufnahm, nicht ausreichend beseitigen konnte. Entgiften und das Vermeiden von weiteren Schadstoffen war schon damals für Dr. Gerson die Voraussetzung, um gesund zu werden.

An diesem Punkt setzte er nicht nur seine bekannte Frischkost-Säftekur ein, sondern auch seine legendären Kaffeeeinläufe, die er im Abstand von 4 Stunden empfahl. Ziel dieser Methoden war es, die Aktivitäten der Leber zu unterstützen. Die Leberunterstützung wird dadurch erreicht, indem durch das im Kaffee enthaltene Koffein die Durchblutung und die Galleproduktion der Leber angeregt werden. Dies führt zu einer Erweiterung der Gallenwege, sodass die angesammelten Giftstoffe schneller ausgeleitet werden.

Für den Einlauf verrührt man in einem Kochtopf drei gehäufte Esslöffel gemahlenes Kaffeemehl in einem Liter Wasser.

Mit geschlossenem Deckel wird die Kaffeemenge drei Minuten aufkocht und dann weitere 20 Minuten auf kleiner Stufe geköchelt. Anschließend lässt man die Kaffeemenge bis auf Körpertemperatur abkühlen.

Nachdem der Kaffee gefiltert wurde, wird er mit einem herkömmlichen Einlaufgerät in den Enddarm eingeführt. Hier sollte er möglichst 12 bis 15 Minuten lang gehalten werden, damit das Koffein aufgenommen werden kann. Um eine möglichst effektive Aufnahme zu erreichen, sollte der Körper auf der rechten Seite liegen, die Beine zieht man Richtung Unterleib an.

Außerdem sollte man bei der Auswahl des Kaffees auf gute Qualität achten. Kommerziell hergestellter Kaffee enthält häufig Pestizide und Herbizide, wodurch die Leber zusätzlich belastet anstatt entlastet würde. Somit sollte man idealerweise biologisch angebauten Kaffee verwenden. Das Wasser sollte möglichst destilliert oder gefiltert sein, um auch hierdurch keine zusätzlichen Schadstoffe zuzuführen.

Um eine möglichst effektive Wirkung zu erreichen, sollte der Dickdarm vor dem Kaffeeeinlauf entleert werden. Dies kann durch zwei einfache Einläufe mit Wasser erfolgen.

Colon-Hydro-Therapie

Die Colon-Hydro-Therapie hat sich in den letzten zwei Jahrzehnten als eine moderne Weiterentwicklung der ursprünglichen Darmentleerungen in Form von Einläufen etabliert und wird mittlerweile von vielen naturheilkundlich orientierten Ärzten und Heilpraktikern angewendet.

Ursprünglich stammt die Colon-Hydro-Therapie aus der Raumfahrt-forschung der NASA, wo sie für Astronauten entwickelt wurde, die sich länger im Weltall aufhielten. In den USA machte man sich diese Errungenschaft bereits in den frühen 70-er Jahren als Therapieform zunutze und setzte sie in der Naturheilkunde ein, um den Dickdarm zu entleeren und krankmachende Bestandteile des Darms zu entfernen.

So verweist auch die bekannte amerikanische Naturheilkundeärztin Gloria Gilbere in ihrem Buch „I Was Poisened By My Body" auf die große

Bedeutung der Colon-Hydro-Therapie. Sie selbst erlebte eine langjährige Erkrankung, deren Ursprung sie in der Selbstvergiftung ihres Körpers sah, die aufgrund von Rückvergiftungen durch Darmrückstände entstand. Für Gloria Gilbere war die Colon-Hydro-Therapie einer der wichtigsten Therapiebestandteile. Sie verdankt ihr sogar ihr Leben, wie sie in ihrem Buch deutlich zum Ausdruck bringt: „Die Colon-Hydro-Therapie rettete mir das Leben."

Doch was ist die Colon-Hydro-Therapie nun eigentlich? Vereinfacht ausgedrückt könnte man sie als eine Weiterentwicklung der altbekannten Einläufe betrachten, allerdings kann durch die moderne Technik der Colon-Hydro-Therapie der Dickdarm in seiner gesamten Länge von 1,80 Metern gereinigt werden. Im Gegensatz zum Einlauf, durch den nur 20 bis 30 cm erreicht werden, wird bei der Colon-Hydro-Therapie nur eine geringe Wassermenge eingeflößt, um eine schnelle Überdehnung des Enddarms zu verhindern. Dies hat den Vorteil, dass der Darminhalt aufgeweicht wird und an der Darmwand anhaftende Stuhlrückstände, Bakterien, Pilznester und Parasiten entfernt werden können.

Das in den Dickdarm eingeführte warme Wasser (ca. 10 Liter pro Sitzung) wird über ein in sich geschlossenes System über ein Plastik-spekulum eingeführt und durch einen Abflussschlauch wieder ausgeleitet. Mit diesem Wasser wird der gelöste Darminhalt aus dem Dickdarm ausgeleitet, ohne dass unangenehme Gerüche nach außen dringen.

In einem Sichtfenster am Spülgerät kann der ausgeschiedene Darminhalt verfolgt werden, sodass ein erfahrener Therapeut sogar nützliche Rückschlüsse auf das Darminnenleben aus diesen Kotresten ziehen kann.

Nicht selten können hier Kotreste beobachtet werden, die schon seit Wochen oder Monaten, teilweise sogar seit Jahren im Darm deponiert waren. Werden diese alten und schädlichen Darminhalte, die unter anderem aus abgestorbenen Zellbestandteilen, Darmpilzen und Fäulnis-keimen bestehen, nicht entfernt, können sie Reizungen und Entzündungen an der Darmschleimhaut verursachen und eine Regeneration der Darmflora erschweren. Nach dem Entfernen dieser

Kotreste können Entzündungen wesentlich besser abheilen, und die Darmflora kann sich schneller regenerieren.

Die Effektivität der Colon-Hydro-Therapie wird meistens durch eine leichte Bauchmassage und gezielte Handgriffe unterstützt, die der Therapeut während der Anwendung durchführt. Hierbei kann er mögliche Problemzonen ertasten und das Wasser gegebenenfalls in diesen Bereich lenken, sodass sich Verkrustungen besser auflösen können.

Auch durch eine wechselnde Temperatur des Wassers, die zwischen 21 und 41 °C beträgt, kann eine noch bessere Wirksamkeit erreicht werden, weil sich der Darm hierdurch nicht verkrampft, sondern entspannt und eine verbesserte Darmtätigkeit herbeiführt. Einige Therapeuten empfehlen den Zusatz von Substanzen wie Sauerstoff, Kaffee, Essig oder Milch, um auch hierdurch eine noch bessere Wirkung der Darmspülung zu erreichen.

Normalerweise wird die Colon-Hydro-Therapie kurmäßig zweimal wöchentlich über einen Zeitraum von ca. 5 Wochen durchgeführt. Leider wird von Patienten immer wieder berichtet, dass einige Therapeuten die Darmspülung wesentlich häufiger und sogar sehr exzessiv einsetzen. Von 30, 40 und noch mehr Anwendungen ist in einigen Fällen die Rede.

Grundsätzlich kann man davon ausgehen, dass die erforderliche Anzahl der Sitzungen von dem jeweiligen Krankheitsbild abhängt. Je schwerwiegender die Symptome sind, umso mehr Anwendungen sind in der Regel erforderlich, und umso öfter sollten sie zu Beginn der Therapie erfolgen. So werden bei stark ausgeprägten Krankheitsbildern anfangs meistens 2 bis 3 Spülungen durchgeführt, im weiteren Therapieverlauf ist es dann meistens eine Sitzung pro Woche.

Die Liste der Krankheiten, bei denen die Colon-Hydro-Therapie zu gesundheitlichen Verbesserungen führen kann, ist sehr lang und beginnt bei Nahrungsmittelunverträglichkeiten, Reizdarm, Mykosen, häufigen Blähungen und Verstopfungen und reicht bis zu Darmkrämpfen, Neurodermitis, Schuppenflechte, Akne, Migräne und Mundgeruch.

Erstaunlicherweise stellen sich aber meistens nicht nur Verbesserungen bei diesen und zahlreichen anderen Krankheitsbildern ein, sondern zusätzlich verbessern sich begleitend auch noch diverse andere Beschwerden, die womöglich nicht so im Vordergrund des Krankheitsgeschehens stehen. Besonders häufig wird in diesem Zusammenhang von einer Verbesserung des Immunsystems berichtet.

Viele gesundheitsbewusste Menschen nutzen die Colon-Hydro-Therapie auch als vorbeugende Maßnahme zur Erhaltung der Gesundheit und insbesondere der Verdauung.

Ein Nachteil der Colon-Hydro-Therapie besteht darin, dass neben den schädlichen auch die nützlichen Bakterien ausgespült werden. Dies macht besonders bei einer stark geschädigten Darmflora die gleichzeitige Einnahme von Probiotika erforderlich. Durch den durch die Colon-Hydro-Therapie gereinigten Boden wird es den nützlichen Bakterien erleichtert, sich dauerhaft anzusiedeln.

Auch die Tatsache, dass durch die Colon-Hydro-Therapie nur der Dickdarm, nicht jedoch der Dünndarm gereinigt wird, darf nicht unbeachtet bleiben. Somit kann eine Darmreinigungskur, die auf die Säuberung des Dünndarms ausgerichtet ist und aus verschiedenen Kombinationprogrammen, die z. B. aus Flohsamen und Mineralien besteht, die Colon-Hydro-Therapie sinnvoll ergänzen.

Des weiteren darf nicht vergessen werden, dass es einige Kontraindikationen gibt, die es zu berücksichtigen gilt. Hierzu zählen insbesondere Darmoperationen, ein künstlicher Darmausgang, Schwangerschaft, Angina pectoris, sowie Herz -und Kreislaufprobleme. Insbesondere bei einem schwachen Kreislauf sollte die Anwendung nicht bedenkenlos erfolgen, da es hierbei mitunter zu einem Versagen des Herzens oder der Nieren kommen kann.

Neben den diversen Kontraindikationen sollte man außerdem bedenken, dass eine falsche Anwendung der Colon-Hydro-Therapie zu Verletzungen an der Darmwand führen kann. Hieraus können nicht nur Bauchschmerzen resultieren, sondern auch Darmblutungen.

Dies macht deutlich, wie wichtig es ist, einen erfahrenen Therapeuten zu kontaktieren, sodass dieser die persönliche Eignung unter Berücksichtigung einer ausführlichen Anamnese feststellen kann.

Mit dem ANO geht die Luft raus

Wer schon seit längerer Zeit unter starken Blähungen leidet, ist froh über jede Möglichkeit, die zu einer Verbesserung dieses lästigen Übels beiträgt. Und manch einer geht in seiner immer größer werdenden Not auch mal etwas unkonventionellere Wege.

Obwohl es eine vergleichbare Anwendung schon seit über tausend Jahren in China unter dem Namen ,die Flöte' gibt, und diese auch in Deutschland vor 100 Jahren bereits eingesetzt wurde, gilt der Einsatz eines einfachen Kunststoffröhrchens als ein „Geheimtipp".

Hierbei handelt es sich um ein einfaches Röhrchen, das in den Darm eingeführt wird und unter dem Namen „ANO" bekannt ist. Wer früher etwas auf sich hielt, ließ sich ein derartiges Röhrchen sogar extra in vergoldeter Variante anfertigen.

Mittlerweile wurden dem ANO schon einige Artikel in Fachbüchern gewidmet, doch trotzdem muss man heutzutage immer noch ein bisschen Glück haben, dass man eine Empfehlung von seinem Therapeuten bekommt, den ANO doch mal in die Gesamttherapie einzubeziehen. Zu unbekannt ist dieses einfache Hilfsmittel in unserer heutigen Zeit.

Der ANO ist ein Darmpessar, wiegt nur 5 Gramm und wird bei verschiedensten Verdauungsproblemen, aber auch bei anderen Gesundheitsproblemen wie z. B. Leberstörungen, Anämien, bei Erkrankungen des Immunsystems und intestinalen Autointoxikationen eingesetzt. Besonders bei Blähungen gilt das Darmröhrchen als ein geschätztes Hilfsmittel und trägt dazu bei, dass die im Darm entstandenen Gase entweichen können.

Der ANO ist ein ergonomisch geformtes 7 cm langes Kunststoffröhrchen mit einer Öffnung, die sich längs durch das Röhrchen zieht. Er wird in den After eingeführt und in dieser Position über mehrere Stunden getragen. Am sinnvollsten ist das Tragen während der Nacht, sodass der ANO abends nach der letzten Darmentleerung eingeführt und morgens wieder entnommen wird. Besonders nachts verbleibt viel Luft im Darm, die nicht abfließen kann. Hier kann der ANO auf einfache Weise Abhilfe schaffen.

Wer tagsüber zu Hause ist, kann den ANO auch sehr gut zu dieser Tageszeit tragen. Gerade zu Beginn der Anwendung ist dies ganz sinnvoll, weil der ANO am Anfang schon mal leicht verstopfen kann. So lässt er sich tagsüber besser kontrollieren und zwischendurch reinigen. Die Reinigung erfolgt nicht mit scharfen Putzmitteln, sondern ganz einfach mit warmem Wasser, etwas Seife und einem Pfeifenreiniger.

Anfangs macht sich die abgehende Luft in der Regel durch ein leichtes Zischen akustisch bemerkbar. Da sich dieses Geräusch nicht wie das übliche Pupsen anhört, sondern eher wie ein Magengrummeln, ist es deutlich salonfähiger. Die Geräusche werden aber kaum wahrgenommen, wahrscheinlich nur vom Träger selbst und kaum von anderen Menschen. Bei einigen Personen treten auch gar keine akustischen Signale auf.

Die ersten 2 Tage sind oft etwas gewöhnungsbedürftig, aber danach wird das Tragen des Darmröhrchens kaum noch wahrgenommen. Sogar Sport ist meistens ohne große Schwierigkeiten möglich.

Je länger das Darmröhrchen getragen wird, desto weicher und flacher wird bei vielen Trägern der Bauch. Dies wird dadurch möglich, dass der Überdruck im Dick- und Dünndarm und dem Magen abgebaut wird und sich somit der gesamte Bauchinnendruck reduziert. Auch die Verdauung ändert sich, was sich durch eine farbliche Veränderung des Stuhlgangs zeigt, indem dieser zunächst dunkler und nach 2 Wochen wieder heller wird.

Außerdem lässt der Geruch mit der Zeit nach. Ein erfreulicher Nebeneffekt der Anwendung stellt sich häufig bei Personen mit Hautproblemen ein. Hier kommt es im Laufe der Zeit zu einer Verbesserung des Hautbildes, sei es bei Akne, Schuppenflechte oder Neurodermitis. Aber auch andere gesundheitliche Verbesserungen können sich lt. den Erfahrungen der Anbieter zeigen, sei es bei Gallenleiden, Kopfschmerzen, Nervenerkrankungen und Herzleiden.

Bauchmassage

Eine Bauchmassage wird begleitend zu einer Colon-Hydro-Therapie durchgeführt, aber auch als eigenständige Anwendung kann sie sich sehr positiv auf die Darmgesundheit und die gesamte Verdauung auswirken. Durch die Massage werden eine Entspannung des Bauches und des Darms sowie eine verbesserte Durchblutung aller Bauchorgane erreicht.

Hierdurch kommt es nicht nur zu einer Linderung von Blähungen und Bauchschmerzen, sondern auch zu einer vermehrten Produktion der Verdauungssäfte.

Die Bauchmassage kann man durch einen erfahrenen Therapeuten durchführen lassen (wie bei der Colon-Hydro-Therapie), aber mit einfachen Mitteln kann man sie auch selbst anwenden. Hierfür begibt man sich in Rückenlage und winkelt die Beine an.

Mit warmen Händen kreist man mit der flachen Hand und einem leichten Druck über den Bauch. Am besten beginnt man mit dem rechten Oberbauch und arbeitet sich in kleinen kreisenden Bewegungen hinüber zur linken Seite, bis man den Unterbauch erreicht hat.

Damit der Darm kräftig angeregt wird und die in ihm enthaltenen Gase nach außen befördert, sollten die Bewegungen im Uhrzeigersinn und synchron zur Atmung erfolgen. Wenn man stattdessen gegen den Uhrzeigersinn massiert, wird die Luft zurück in den Darm transportiert.

Durch die Anwendung von bestimmten Ölen kann die Bauchmassage effektiv unterstützt werden. Einfache Küchenöle wie Maiskeimöl oder Sonnenblumenöl reichen eigentlich aus, aber wenn man spezielle Blähungsöle verwendet, sorgen die darin enthaltenen ätherischen Öle für eine entkrampfende Wirkung. Diese Öle kann man mit geringem Aufwand selbst herstellen. Als Basis kann man 40 ml Mandelöl nehmen und dieses mit je 2 Tropfen Kümmel-, Anis-, Koriander- oder Fenchelöl ergänzen.

Heiße Rolle

Mit der sogenannten Heißen Rolle wird die Durchblutung der Haut erhöht und eine Entspannung der Darmmuskulatur erreicht.

Für die Rolle werden zwei bis fünf Handtücher trichterförmig aufgerollt und mit ca. 1 Liter heißem Wasser durchnässt. Danach legt man die feuchte Fläche der heißen Rolle auf den Bauch. Stellenweise können die Handtücher sehr heiß sein, sodass man darauf achten muss, dass man sich keine Verbrennungen der entsprechenden Hautflächen zuzieht. Die Anwendung dauert 15 bis 20 Minuten, denn danach ist die Rolle abgekühlt.

Leibwickel

Feuchtwarme Leibwickel werden eingesetzt, wenn kolikartige Bauchkrämpfe wie bei hartnäckigen Blähungen auftreten. Hierdurch werden eine verbesserte Durchblutung und eine Beruhigung des Magen-Darmbereichs erreicht, sodass die Krämpfe nachlassen.

Für den Leibwickel wird ein Baumwollhandtuch mit warmem Wasser durchnässt und auf den Bauch gelegt. Darüber werden ein trockenes Handtuch und anschließend eine dicke Wolldecke gelegt. In liegender Position verbleibt man nun ca. 30 Minuten.

Um die Wirksamkeit noch zu steigern, kann man ätherische Öle wie z. B. Kümmelöl hinzunehmen. Dieses Öl massiert man vor dem Auflegen des feuchten Tuches in die Bauchdecke ein und träufelt einige Tropfen auf das feuchte Innenhandtuch.

Säure-Basen-Haushalt

Nicht nur bei fast jeder chronischen Erkrankung, sondern auch bei einer Darmsanierung sollte auch der Säure-Basen-Haushalt berücksichtigt werden, denn eine ausreichende Versorgung mit Mineralstoffen ist eine grundlegende Voraussetzung für eine funktionierende Verdauung.

Übersäuerung führt nach dem Verständnis der Naturheilkunde oftmals zu einer Verschlackung des Organismus und des Stoffwechsels. Infolgedessen kommt es zu einer Belastung aller Körperzellen und Störungen von Selbstregulationsmechanismen.

Während im Darm ein alkalisches Milieu eine krankmachende Darmflora begünstigt und auch der Magen zur Produktion der Magensäure eine saure Umgebung benötigt, sollte sich fast der ganze restliche Körper in einem basischen Gesamtmilieu bewegen und einen durchschnittlichen pH-Wert von ca. 7 pH erreichen.

Damit überschüssige Säuren abgefangen werden können, verfügt der Körper über ein sogenanntes Puffersystem. Dieses verfügt nur über eine begrenzte Kapazität, sodass ein Überschuss an Säuren nicht kompensiert werden kann. Hiervon werden hauptsächlich schlecht durchblutete oder entzündete Körperbereiche in Mitleidenschaft bezogen, denn in diesen Regionen lagern sich die überschüssigen Säuren vorrangig ab.

Ist der Körper also übersäuert, treten diverse gesundheitliche Probleme in Erscheinung. Auch Enzyme sind hierdurch betroffen, weil sie in einem übersäuerten Umfeld ihr volles Potential nicht mehr entfalten können, sodass Verdauungsbeschwerden unvermeidlich werden. Neben Durchfall, Blähungen und Bauchschmerzen kommt es auch zu einer unzureichenden Bereitstellung von Energie, sodass man schnell erschöpft und müde ist. Die schulmedizinische Sichtweise kennt diese Art der Übersäuerung nicht, sondern akzeptiert nur die sogenannte Blutazidose, die jedoch nichts mit der latenten Azidose gemeinsam hat.

Die Grundlage für ein basisches Körpermilieu bildet eine basenbildende Ernährungsweise. Säurebildner wie Kaffee, Zucker, Alkohol und diverse andere sollten auf ein Minimum beschränkt werden. Stattdessen sollte man überwiegend basenbildende Lebensmittel verzehren, sodass die tägliche Ernährung zu etwa 75% aus Gemüse, Salat und Obst bestehen sollte.

Ergänzend können bestimmte Basenmittel eingesetzt werden, die den Säure-Basen-Haushalt unterstützen. Wie bereits mehrfach in diesem Buch erwähnt, ist hier darauf zu achten, dass diese Präparate nicht auf Carbonatbasis hergestellt sind, weil dies zu einer Reaktion der Magensäure führt und die Verdauung und auch die Darmflora verschlechtert.

Auch eine intakte Darmflora trägt wesentlich zu einem ausgewogenen Säure-Basen-Haushalt bei. Denn krankmachende Darmbakterien tragen mit ihren schädlichen Stoffwechselprodukten zu einer weiteren Belastung des Säure-Basen-Haushaltes bei.

Wenn für Sie die Themen Übersäuerung und Darmsanierung noch neu sind, suchen Sie sich am besten einen Therapeuten, der sich mit beiden Bereichen auskennt.

PH-Wert – der Darm mag es sauer

Hätte ich dieses Kapitel vor wenigen Jahren verfasst, es wäre ein ganz anderes geworden. Denn genau wie viele andere gesundheitsorientierte Menschen auch, war ich der Meinung, dass das Darmmilieu alkalisch sein müsse, genauso wie fast der komplette restliche Körper auch.

Doch wie sehr ich schließlich eines Besseren belehrt werden musste, erlebte ich leider selbst an meiner desolaten Darmflora, die aufgrund eines extrem alkalischen pH-Wertes von 8,2 zwischendurch einer einzigen Katastrophe glich. Der extremste Wert, den man erreichen kann, liegt bei 8,5 – ich war also nicht mehr weit von diesem Ziel entfernt. Bereits ein Wert ab 7 lässt eine Dominanz der Fäulnisflora vermuten, auch wenn man nur wenig tierisches Eiweiß zu sich nimmt.

Die Skala der pH-Werte reicht von 1,0 bis 14.0, wobei der pH-Wert 7 neutral ist. Im Darm ist der anzustrebende pH-Wert nicht einheitlich, sondern verändert sich in seinem Verlauf. Während im oberen Dünndarmabschnitt ein sehr saurer Wert von ungefähr 3,0 vorliegen sollte, wird das Milieu im weiteren Verlauf des Darms zunehmend basischer. Am Ende des Dünndarms sollte der pH-Wert bei etwa 6,0 liegen und im anschließenden Dickdarm schließlich bei 6,5.

Diese unterschiedlichen pH-Werte sind unabdingbar für die im Darm ansässigen Bakterien, denn so wie sich der pH-Wert in den jeweiligen Darmabschnitten unterscheidet, so unterscheiden sich auch die einzelnen Bakterien. Jedes Bakterium benötigt ein für sich passendes Milieu, und ist der pH-Wert in dem jeweiligen Darmabschnitt nicht passend, können die dort vorgesehenen Bakterien nicht überleben, sodass sich unerwünschte Bakterien einnisten und die nützlichen Bakterien verdrängen.

Ab einem pH-Wert von über 7 wird die Produktion von schädlichen Bakterien, Pilzen und Fäulniserregern begünstigt. Dies hat die fatale Folge, dass es zu einer Selbstvergiftung des Körpers kommt, denn der Nahrungsbrei wird nun mithilfe der schädlichen und nicht der nützlichen Darmbakterien zersetzt. Hierdurch entstehen zahlreiche Schadstoffe, die den Körper belasten und zu diversen gesundheitlichen Problemen führen. In einem sauren Milieu hingegen können die schädlichen Darmbakterien nicht überleben und werden von den nützlichen Mitbewohnern verdrängt.

Mir ist bekannt, dass es durchaus noch sehr viele Therapeuten gibt, die es genau andersherum beschreiben und ein basisches Milieu im Darm für erstrebenswert halten. Ich hoffe für die vielen betroffenen Patienten, dass sie nicht unnötig diesen Umweg gehen müssen, den ich leider selbst viel zu lange beschreiten musste, der aber letztendlich doch noch etwas Gutes gehabt hat, denn dieses Buch wäre ohne meine eigene Reise durch zahlreiche unangebrachte Therapien nicht entstanden.

Einige dieser nutzlosen und sogar schädlichen Therapien habe ich selbst mehrfach erlebt. So wie es von vielen Therapeuten auch heute noch propagiert wird, unterstützte ich meinen Säure-Basen-Haushalt mit hochalkalischem Basenpulver. Grundsätzlich ist nichts dagegen einzuwenden, wenn man auf diese Weise dem Körper wichtige Mineralien zuführt und damit für ein ausgeglichenes Verhältnis des Säure-Basen-Haushaltes sorgt. Doch was ich damals noch nicht wusste, war die Tatsache, dass derartige Basenmittel auf der Basis von Carbonaten und Natron einen großen Schaden am gesamten Verdauungsprozess anrichten können, indem sie im Magen und Darm das Milieu ungünstig beeinflussen, weil der pH-Wert zu alkalisch wird.

Doch nicht nur „die falschen" Mineralstoffe sorgen für ein alkalisches Milieu im Darm, sondern auch die Ernährung hat einen wesentlichen Einfluss. So fördert insbesondere eine stark eiweißhaltige Kost ein basisches Milieu und umfangreiche Fäulnisprozesse.

Nahrungseiweiße führen durch die bakterielle Verstoffwechselung im Dickdarm zu einer vermehrten Ammoniakbildung und Produktion von biogenen Aminen, die eine Verschlechterung einer Histaminintoleranz, aber auch eine Belastung der Leber mit sich bringen. Auch zahlreiche andere Giftstoffe werden durch eine zu eiweißhaltige Ernährungsweise produziert.

Damit man das gewünschte saure Milieu im Darm erreicht, kann man neben der Reduktion von eiweißhaltigen Lebensmitteln noch einige weitere Dinge unternehmen. So kann eine ballaststoffreiche Ernährung gute Dinge leisten, wie beispielsweise eine kurzfristige Diät, die ausschließlich aus Kartoffelbrei und Vollkornreis besteht. Durch das erhöhte Angebot an Kohlenhydraten kommt es zu einer Stärkung der nützlichen Darmbakterien wie Laktobazillen und Bifidobakterien.

Damit sich der Erfolg einstellt, sollte die Diät mindestens eine Woche lang durchgeführt werden. Wenn eine Candida-Belastung vorliegt, sollte man allerdings auf diese Diät verzichten, weil sie dem Candida sehr viel Nahrung liefert und sich das Darmmilieu dann weiter verschlechtert.

Wer diese Diät nicht durchführen möchte oder kann, hat noch einige andere Lebensmittel zur Verfügung, um den pH-Wert zu korrigieren. Dies sind milchsäurehaltige Nahrungsmittel wie beispielsweise Joghurt, Kefir, Sauerkraut oder eingelegtes Gemüse.

Je nach Schweregrad des entgleisten Darmmilieus ist es sinnvoll, die Ernährungsumstellung durch bestimmte Präparate zu unterstützen. Zu den besonders empfehlenswerten Mitteln gehören der Brottrunk®, rechtsdrehende Milchsäure, Lactulose und probiotische Milchsäuregetränke.

Auch die Einnahme von probiotischen Präparaten, die milchsäurebildende Bakterien wie Laktobazillen und Bifidobakterien enthalten, tragen zu einer verbesserten pH-Situation im Darm bei. Außerdem kann ein einfaches altbekanntes Hausmittel zu einem Absenken des pH-Wertes beitragen. Hierfür verdünnt man 1–2 TL Apfelessig in einem Glas Wasser und trinkt dies morgens auf nüchternen Magen.

Bei all diesen Faktoren, die den pH-Wert des Darms beeinflussen, darf nicht unbeachtet bleiben, dass auch einige externe Gründe zu einem veränderten Darmmilieu führen können.

Dies sind insbesondere Nahrungsmittelintoleranzen, denen nicht mit der erforderlichen Ernährungsdisziplin begegnet wird, aber auch eine Verdauungsschwäche, die im Zusammenhang mit der Bauchspeicheldrüse, der Leber oder des Magens auftreten kann, trägt zu einer Erhöhung des pH-Wertes bei. Außerdem führt auch eine Fehlbesiedelung des Dünndarms zu einem deutlich erhöhten pH-Wert.

Die Absenkung des pH-Wertes ist häufig ein längerfristiger Prozess, sodass hier viel Geduld erforderlich ist. In wenigen Wochen wird das Ziel leider nur selten zu erreichen sein. Doch hat man nach einiger Zeit endlich das angestrebte Ziel geschafft, profitiert die Gesundheit auf vielfältige Weise von dem optimalen sauren Darmmilieu.

So freut sich auch ein angeschlagenes Immunsystem über die verbesserte Darmgesundheit, was sich durch eine verbesserte körperliche Abwehr bemerkbar macht. Auch chronische Infekte, die zuvor vergeblich durch diverse Therapien behandelt wurden, lassen sich womöglich endlich in den Griff bekommen.

Milchsäure – ein wichtiger Baustein bei der Darmsanierung

Milchsäure kommt in jeder menschlichen Zelle vor und spielt insbesondere im Darm eine ganz wesentliche Rolle, wenn es um die Gesunderhaltung der Darmflora geht. Milchsäure senkt – wie der Name schon vermuten lässt, den pH-Wert ihrer Umgebung, was für die Darmflora von entscheidender Bedeutung ist. Somit gehört bei einer Darmsanierung oft die Verabreichung von Milchsäure zum Behandlungskonzept.

Bei der Milchsäure gilt es, zwei Gruppen zu unterscheiden, nämlich die linksdrehende und die rechtsdrehende Milchsäure.

Denn nur die rechtsdrehende Milchsäure ist gesundheitsfördernd.

Wenn man bedenkt, dass das Ziel eines ausgewogenen Säure-Basen-Haushaltes darin bestehen sollte, dass sich das Körpermilieu im basischen Bereich befindet, klingt es im ersten Moment gar widersprüchlich, Milchsäure zu verwenden. Doch gilt es hier unbedingt zu beachten, dass der Darm zu den wenigen Organen gehört, die auf ein saures Milieu angewiesen sind. Denn sobald die Darmflora zu basisch ist, eröffnet dieses Milieu den schädlichen Bakterien und Pilzen Tür und Tor, sodass diese all die nützlichen Darmbewohner verdrängen.

Bei vielen Menschen mit einer defekten Darmflora wird ein viel zu basisches Milieu festgestellt. Der ungünstigste Wert, den man hier überhaupt erreichen kann, liegt bei einem pH-Wert von 8,5. Sobald der pH-Wert im Darm aber bereits die 7 erreicht, gilt dieser als alkalisch und begünstigend für die Bildung von Fäulniserregern. Wird ein zu basisches Darmmilieu festgestellt, ist es ratsam, dieses durch gezielte Maßnahmen wie unter anderem durch die Verabreichung von rechtsdrehender Milchsäure zu senken.

Die Darmgesundheit profitiert auf vielfältige Weise von der Milchsäure. Besonders wichtig ist die Tatsache, dass die Aufnahme von Ammoniak im Darm durch die Milchsäure verhindert werden kann und somit die Leber maßgeblich entlastet wird. Würde das Ammoniak nicht auf diese

Weise beseitigt, müsste die Leber dies ansonsten mit großem Aufwand entsorgen.

Ein weiterer wesentlicher Aspekt ist die Tatsache, dass die Milchsäure im Darm direkt zu Buttersäure umgewandelt wird. Buttersäure zählt zu den kurzkettigen Fettsäuren und wird insbesondere von der Darmschleimhaut benötigt. Sie ist der Hauptlieferant zur Energiegewinnung für die obersten Darmzellen, den sogenannten Epithelzellen.

Die Wichtigkeit der Buttersäure für die Darmgesundheit wird zunehmend erkannt. Mehrfach konnte festgestellt werden, dass Patienten mit chronisch entzündlichen Darmerkrankungen wie Morbus Crohn und Colitis ulcerosa sowie Darmkrebs im Vergleich zu Gesunden erniedrigte Buttersäurespiegel aufweisen. Umgekehrt weiß man aufgrund von Forschungen an Zellkulturen, dass Buttersäure in der Lage ist, das Krebszellenwachstum zu reduzieren.

Mittlerweile gehen einige Wissenschaftler davon aus, dass Buttersäure vor entzündlichen Darmerkrankungen, Leaky Gut Syndrom und sogar Darmtumoren schützen kann. Buttersäure sorgt für einen pH-Wert von 6,5 oder noch niedriger, sodass ein Milieu erreicht wird, in dem sich die freundlichen Darmbakterien wohlfühlen. Außerdem versorgt sie die Darmzellen mit Energie.

Milchsäure kann durch verschiedene Präparate zugeführt werden. Welches der Produkte schließlich zum Einsatz kommt, ist häufig von den jeweiligen Vorlieben, aber auch den Erfahrungen der Therapeuten abhängig. Ein beliebtes Präparat ist eine 20%-ige rechtsdrehende Milchsäure (RMS), von dem täglich bis zu 3 x je 20 Tropfen verabreicht werden.

Achten Sie auf die Inhaltsstoffe der verschiedenen Milchsäurepräparate. Hier zählt für den durchschlagenden Erfolg, inwieweit die individuellen Verträglichkeiten berücksichtigt werden. Wenn beispielsweise ein Milchsäurepräparat Substanzen wie Inulin oder Oligofruktose enthält und jemand mit Fruktoseintoleranz dieses Mittel einnimmt, dann wird er mit großer Wahrscheinlichkeit Unverträglichkeitsreaktionen erfahren.

Genauso wird es geschehen, wenn man bei einer Histaminintoleranz ein Produkt mit Hefeanteilen wie z. B. Brottrunk® verzehrt. Auch in diesem Fall ist es sehr wahrscheinlich, dass das Produkt nicht vertragen wird und man auf ein anderes ausweichen sollte.

Auch wenn Milchsäure bei vielen Patienten einen beeindruckenden gesundheitsfördernden Effekt auslösen kann, darf nicht vergessen werden, dass einige Patienten gar keine Milchsäure oder Milchsäure enthaltende Lebensmittel vertragen. In erster Linie sind dies Menschen mit einer Histaminintoleranz, die weitestgehend auf den Verzehr von vergorenen und milchsauren Lebensmitteln und Präparaten verzichten müssen. In diesen Fällen kann es sinnvoll sein, mit minimalen Dosierungen zu beginnen und diese in kleinen Schritten zu steigern.

Der von vergorenen Milchprodukten von Joghurt und Kefir sowie vom Sauerteigbrot bekannte saure Geschmack wird durch nichts anderes als die Milchsäure ausgelöst. Wie man es von Gärungsprozessen kennt, so sind auch bei der Entstehung von Milchsäure Mikroorganismen beteiligt.

Auch bei anderen vergorenen Lebensmitteln wie beispielsweise bei der Herstellung von Sauerkraut oder Essig ist die Milchsäure beteiligt. So entsteht Sauerkraut schließlich aus Weißkohl und Milchsäuregärung. Somit kann auch mit einer gezielten Ernährung mit milchsauren Lebensmitteln für eine ausreichende Versorgung mit Milchsäure gesorgt werden.

Als das bekannteste milchsaure Lebensmittel gilt seit einigen Jahren der Brottrunk®, der bereits mehrfach erwähnt wurde.

Perfekte Milchsäurequelle - fermentiertes Gemüse

Zu Zeiten unserer Großmütter gab es keinen Kühlschrank, keine Tiefkühltruhe und keine Konservendosen. Auch die heute, in großen Mengen verwendeten chemischen Zusatzstoffe, kannte man damals noch nicht. Die Versorgung der Familie mit Lebensmitteln war somit stets eine Herausforderung, die während der Wintermonate besonders groß war. Denn in der kalten Jahreszeit stand das frische Obst und Gemüse aus dem eigenen Garten nicht zur Verfügung, und Supermärkte, die Treibhausware oder Nahrungsergänzungsmittel anboten, um eine vitalstoffreiche Ernährung sicherzustellen, gab es nicht.

Aus dieser Situation heraus war man auf andere Nahrungsquellen angewiesen, und einer der wichtigsten Lieferanten von lebenswichtigen Nährstoffen und Probiotika bestand damals aus fermentiertem Gemüse. Bei der Fermentation finden mit Hilfe von Mikroorganismen Umwandlungen organischer Stoffe statt, die man sich heute in der Lebensmittelindustrie ganz bewusst zunutze macht.

Unsere Großmütter waren im Sommer und Herbst immer fleißig damit beschäftigt, Obst und Gemüse in Einmachgläsern zu konservieren, um für die Wintermonate mit ausreichenden Vorräten gewappnet zu sein. Heutzutage mutet das Einmachen allerdings eher etwas exotisch an, weil es viel bequemer ist, sich im Supermarkt um die Ecke mit Lebensmitteln zu versorgen. Aber in unseren heutigen Geschäften ist der Verkauf von fermentierten Lebensmitteln ziemlich selten geworden. Die Alternative ist daher oft, das Gemüse selbst einzulegen. Dies ist übrigens gar nicht so aufwändig, wie oft befürchtet wird, außerdem kann man dadurch sicherstellen, dass man hochwertige, nichtpasteurisierte Ware erhält, deren Qualität bei Fertiggemüse, das im Supermarkt gekauft wird, kaum erreicht werden kann. Ausnahme sind hier meistens Naturkostläden oder Bauernläden, die ihre Produkte noch nach traditioneller Art und Weise herstellen und auf das Pasteurisieren verzichten.

Während in unserer Gesellschaft das Fermentieren von Gemüsesorten ziemlich in Vergessenheit geraten ist, gehört es in anderen Kulturen noch immer zum Alltag. In Korea beispielsweise steht in der Küche vieler Privathaushalte ein Fässchen Kimchi oder sogar ein spezieller Kimchi-Kühlschrank. Jedes Familienmitglied isst täglich mindestens eine Gabel voll Kimchi und achtet darauf, dass es gründlich gekaut wird. Normalerweise wird Kimchi zu jeder Mahlzeit gereicht, Kenner sagen sogar, dass ein Essen in Korea ohne Kimchi nicht vollständig sei.

Oft wird Kimchi mit dem deutschen Sauerkraut verglichen, allerdings sollte man diesen Vergleich nur auf die sehr ähnliche Lagerungsform beziehen, denn geschmacklich sind sie doch sehr weit voneinander entfernt. Kimchi ist eingelegter Chinakohl, der wie das Sauerkraut in Salz eingelegt wird und während seiner Lagerung zu gären beginnt.

Was in Korea das Kimchi, das ist in Japan das Miso, denn dieses ist ein fester Bestandteil der japanischen Küche. Viele Japaner beginnen den Tag mit einer Misosuppe, und der durchschnittliche jährliche Misoverbrauch liegt bei stolzen ca. 5 kg pro Japaner.

Zwar ist die Ausgangsbasis beider Produkte eine ganz andere, weil das Miso hauptsächlich aus Sojabohnen, Gerste, Reis oder anderen Getreidesorten hergestellt wird, aber auch das Miso entsteht durch Gärung. Um den Gärungsprozess anzukurbeln, wird hier der Kōji Schimmelpilz zugesetzt. Die Herstellungsweise von Miso erfolgt nach traditionellen Überlieferungen, denn immerhin gehört Miso zu den ältesten Lebensmitteln der Welt. Ursprünglich stammt Miso allerdings aus China, von wo aus es durch buddhistische Mönche im 7. Jahrhundert nach Japan überliefert wurde.

Sauerkraut

Sauerkraut ist ein Lebensmittel, mit dem im Ausland die deutsche Kultur in Verbindung gebracht wird. So manches Mal werden wir auch als „German Krauts" bezeichnet, was eben im Sauerkraut seinen Ursprung hat.

Was vielfach auf humorvolle Art und Weise in Verbindung mit Sauerkraut erwähnt wird, lässt nicht vermuten, dass der Verzehr von Sauerkraut tatsächlich äußerst gesundheitsfördernd ist. Denn Sauerkraut ist aus der Perspektive vieler Ausländer eben nicht nur die vermeintliche Lieblingsspeise der Deutschen, sondern es ist sogar ein wahrer Gesundheitssegen und eine Heilnahrung, von der besonders Menschen mit Magen- und Darmerkrankungen profitieren.

Mal ganz abgesehen davon, gehört Sauerkraut sicherlich nicht zu den häufig verzehrten Lebensmitteln, denn es ist völlig aus der Mode gekommen und wird nur noch vergleichsweise wenig verzehrt. Dennoch – es sollen immerhin noch etwa zwei Kilo pro Person jährlich sein.

Noch bis vor einigen Jahrzehnten war Sauerkraut für viele Menschen in Deutschland tatsächlich ein wichtiges Grundnahrungsmittel und bildete neben der Kartoffel die Basis der Hausmannskost bzw. der „Armeleute-Küche". Notgedrungen wurde es besonders während der kalten Wintermonate gegessen, um gegen die Kälte und Infektionen gewappnet zu sein. Aber es wurde auch ganz einfach aus der Not heraus verzehrt, weil das Nahrungsangebot besonders in den 1940-er und 1950-er Jahren aufgrund der Kriegssituation sehr begrenzt war.

Sauerkraut hatte den Vorteil, dass es sich über einen längeren Zeitraum hielt und sich dadurch hervorragend für die Vorratskammer eignete. Wenn man bedenkt, dass damals Tiefkühltruhen und Fertignahrung noch Fremdwörter waren, ist dies nachvollziehbar.

Dabei geht die Geschichte des Sauerkrauts noch weit über die Dokumentationen hinaus, die den Sauerkrautkonsum in Deutschland belegen. Ursprünglich sollen es die Römer gewesen sein, die bereits vor über 2.000 Jahren Sauerkraut in großen Mengen verzehrten. Auch in der Schifffahrt, die in ihrer Anfangszeit darauf angewiesen war, lang haltbare Lebensmittel mitzuführen, wusste man den Wert von Sauerkraut zu schätzen. So ist unter anderem von dem bekannten englischen Weltumsegler James Cook bekannt, dass er mit der Verabreichung von Sauerkraut seine Mannschaft vor diversen Krankheiten bewahren konnte.

Insbesondere die seinerzeit bei Seeleuten extrem gefürchtete Krankheit Skorbut ist legendär dafür, dass sie mit Sauerkraut behandelt wurde. Bei Skorbut handelt es sich um die sogenannte Mundfäule, von der man heute weiß, dass sie durch eine falsche Ernährung entsteht. Zu Zeiten von James Cook im 18. Jahrhundert galt Sauerkraut als das probate Mittel gegen diese ansteckende Krankheit, bei der das Zahnfleisch so stark verfaulte, dass fast alle Zähne ausfielen. Für die Seefahrer war diese Krankheit aufgrund ihrer Ansteckungsgefahr existenzbedrohlich, weil manchmal bis zu drei Viertel der Besatzungsmitglieder während der Schiffsaufenthalte verstarben.

Heutzutage gilt Sauerkraut in der Naturheilkunde als ein sehr nützliches Lebensmittel, das bei zahlreichen Krankheiten eingesetzt werden kann.

Neben Magen- und Darmgeschwüren sind dies insbesondere Erkrankungen wie Gicht, Rheuma, Leberschwäche, Verstopfung und einer Bauchspeicheldrüsenschwäche. Auch der bekannte Pfarrer Kneipp schwor auf die zahlreichen gesundheitsfördernden Eigenschaften des Sauerkrauts: „Sauerkraut ist ein richtiger Besen für Magen und Darm, nimmt die schlechten Säfte und Gase fort, stärkt die Nerven und fördert die Blutbildung."

Sauerkraut wird aus Weißkohl und mithilfe von Salz und Milchsäurebakterien hergestellt. Damit die auf dem Kohl bereits vorhandenen Bakterien ihre Fermentation vollziehen können, benötigen sie bestimmte Voraussetzungen wie eine flüssige und warme Umgebung und die Verhinderung von Sauerstoffzufuhr.

Besonders die Voraussetzung, dass kein Sauerstoff in den Behälter gelangen darf, ist von entscheidender Bedeutung, denn dies verhindert, dass sich unerwünschte Bakterien oder Pilze einnisten können.

Ohne den Zusatz weiterer Substanzen wie Essig- und Milchsäure sorgen die natürlich vorhandenen Bakterien des Weißkohls für eine optimale Vergärung. Das Salz verhindert dabei solange einen frühzeitigen Verderb, bis die Milchsäure nach einem Fermentierungsprozess über ihre kompletten Konservierungseigenschaften verfügt und diese Funktion der Haltbarmachung übernimmt. Die Milchsäure ist es schließlich auch, die für den sauer pikanten Geschmack des Sauerkrauts verantwortlich ist.

Während der Fermentation vermehren sich die Mikroorganismen in großem Umfang, sodass das Sauerkraut am Ende des Herstellungsprozesses über einen beeindruckenden Cocktail an gesundheitsfördernden Organismen und damit eine intensive probiotische Wirkung verfügt.

Größtenteils werden die sagenhaften gesundheitsfördernden Eigenschaften des Sauerkrauts auf die rechtsdrehende Milchsäure zurückgeführt, deren Bedeutung in dem separaten Kapitel „Milchsäure – ein wichtiger Baustein bei der Darmsanierung" beschrieben wird.

Darüber hinaus verfügt Sauerkraut auch über wichtige Nährstoffe wie Vitamin C, B-Vitamine, Calcium, Zink, Magnesium, Natrium, Eisen,

Phosphor und Kalium. Der Vitamin C-Gehalt wird als besonders hoch angesehen, denn 100 g Sauerkraut enthalten bis zu 20 mg Vitamin C.

Daneben ist allerdings auch der hohe Gehalt an Vitamin B12 sehr wertvoll, weil Personen mit einer geschädigten Darmflora oftmals von einem Vitamin B12-Mangel betroffen sind. Zur Freude abnehmwilliger Menschen ist der Kaloriengehalt übrigens äußerst gering, denn 100 g enthalten gerade einmal 19 Kalorien.

Wenn man Sauerkraut nicht selbst herstellen möchte, sollte man beim Einkauf darauf achten, dass es sich nicht um pasteurisiertes (erhitztes) Sauerkraut handelt. Sauerkraut sollte roh verzehrt werden, denn nur dieses verfügt über die notwendigen Nährstoffe.

Sobald das Sauerkraut in Gläsern, Tüten oder Dosen angeboten wird, kann man fast immer davon ausgehen, dass es sich hierbei um erhitztes Sauerkraut handelt, denn bei dieser in konservierter Form angebotenen Ware geht es darum, dass sie möglichst lange haltbar ist. Zwar ist auch in der pasteurisierten Sauerkrautvariante noch Milchsäure enthalten, aber nicht die Milchsäurebakterien, die für die Darmflora besonders wichtig sind.

Frisches Sauerkraut ist oft in Naturkostläden erhältlich und schon daran erkennbar, dass es in der Regel offen in der Verkaufstheke ausliegt. Wenn man regelmäßig Sauerkraut essen möchte, sich dies aber nicht unbedingt als Beilage zu den Hauptmahlzeiten wünscht, kann man stattdessen jeden Morgen nüchtern 1 EL klein geschnittenes Sauerkraut essen.

Mit Ballaststoffen die Darmsanierung fördern

Auch wenn der Begriff „Ballaststoffe" zunächst den Anschein erwecken kann, als handele es sich hierbei um überflüssigen Ballast, so ist bei genauerer Betrachtung und im Hinblick auf die Darmgesundheit genau das Gegenteil der Fall. Denn für einen gesunden Darm sind Ballaststoffe fast unentbehrlich.

Eine Darmsanierung sollte aus mehreren Gründen immer mit einer regelmäßigen Zufuhr von Ballaststoffen ergänzt werden. Denn die Ballaststoffe binden Wasser, sodass sich das Stuhlvolumen vergrößert und die Muskelbewegung des Darms angeregt wird. Hierdurch erfolgt eine regelmäßigere Stuhlentleerung, was den entscheidenden Vorteil hat, dass sich die Passagezeit des Nahrungsbreis durch den Darm deutlich verkürzt und eine zu lange Verweildauer und Verstopfung verhindert werden. Auf dem Weg durch den Darm binden die Ballaststoffe schädliche Stoffe an sich, sodass diese keine weitere Belastung mehr für den Organismus ausmachen.

All das trägt wesentlich zu einer Beschleunigung des Entgiftungs- und Gesundungsprozesses des Darms bei und führt zur Linderung zahlreicher Darmprobleme.

Außerdem sorgen die Ballaststoffe maßgeblich für eine Verbesserung der Darmflora, indem sie eine wichtige Nahrungsquelle für die freundlichen Darmbakterien darstellen. Somit sind sie auch in Bezug auf eine Darmsanierung nicht unwichtig. Darüber hinaus bewirken Ballaststoffe ein länger andauerndes Sättigungsgefühl und scheiden Gallensäuren und kleine Mengen Cholesterin aus, sodass sie in mehrfacher Hinsicht maßgeblich an der Darmsanierung beteiligt sind.

Nicht weniger wichtig ist allerdings auch der Aspekt, dass sie das Darmkrebsrisiko senken können, denn von den Substanzen, die sie an sich binden und ausscheiden, sind auch einige potentiell krebsfördernd.

Auch Personen, die Probleme mit Blutzuckerschwankungen oder zu hohen Blutzuckerwerten haben, profitieren von einer regelmäßigen Zufuhr von Ballaststoffen, indem der Blutzuckerspiegel nicht schlagartig sondern nur sehr langsam ansteigt. Hierdurch wird die Bauchspeicheldrüse entlastet, weil die Insulinproduktion gleichmäßiger erfolgen kann. Durch diesen Effekt können Diabetiker von einer regelmäßigen Ballaststoffzufuhr profitieren, denn eine defekte Bauchspeicheldrüse führt zu einer herabgesetzten Insulinproduktion oder sogar zu einem Totalausfall.

Viele Ernährungswissenschaftler vertreten die Meinung, dass eine unzureichende Versorgung mit Ballaststoffen im Zusammenhang mit der

Zunahme zahlreicher heutiger Zivilisationskrankheiten steht, insbesondere Erkrankungen, die den Verdauungstrakt betreffen wie Divertikulitis, Darmkrebs, Übergewicht, Hämorrhoiden, Verstopfung und Diabetes.

Ballaststoffe sind unverdauliche Nahrungsbestandteile, die nur in pflanzlichen Nahrungsmitteln wie Obst, Gemüse, Getreide und Hülsenfrüchten enthalten sind. Als besonders ballaststoffreiche Lebensmittel gelten Haferflocken, Backpflaumen, getrocknete Aprikosen, Nüsse, Kartoffeln, Äpfel, Brokkoli, Erdmandeln und Hülsenfrüchte wie Bohnen und Linsen.

Dabei unterscheidet man zwischen wasserlöslichen Ballaststoffen wie z. B. Inulin, Agar-Agar, Johannisbrotkernmehl, Guar, Pektin und Dextrine und wasserunlöslichen wie Cellulose, Kleie und Flohsamen. Während die wasserlöslichen Ballaststoffe fast komplett im Darm abgebaut werden, ist dies bei den wasserunlöslichen nur zu einem geringen Anteil möglich. Letztere sind überwiegend in Getreidesorten enthalten. Im Vergleich zu den Lieferanten von wasserlöslichen Ballaststoffen, wie Obst und Gemüse, verfügt Getreide über einen deutlich höheren Anteil an Ballaststoffen.

Zu den derzeit noch eher unbekannten Ballaststoffen gehören Erdmandeln. Diese können als Beilage zum Müsli oder im Joghurt untergerührt werden und verfügen über einen sehr angenehmen Geschmack. Somit eignen sie sich sogar dazu, sie pur zu essen oder mit etwas warmem Wasser zu verdünnen. Hierdurch kann man auf die Schnelle eine sehr ballaststoffreiche Zwischenmahlzeit herrichten.

Die Ballaststoffe werden für den Körper verwertbar gemacht, indem ein Großteil von ihnen im Dickdarm fermentiert wird. Die restlichen Ballaststoffe sind dennoch nicht unwichtig, auch wenn sie nicht vom Körper aufgenommen werden. Da sie in der Lage sind, Wasser zu binden und dadurch den Stuhl geschmeidiger zu machen, kann eine leichtere und regelmäßigere Stuhlentleerung erreicht werden, was letztendlich eine große Entlastung für den Darm bedeutet.

Dies ist allerdings nur möglich, wenn zu den Ballaststoffen reichlich Flüssigkeit getrunken wird. Nur dann können sie ihre volle Wirksamkeit entfalten und all die positiven Eigenschaften verfügbar machen. Bei einer zu geringen Flüssigkeitszufuhr erreicht man hingegen genau das Gegenteil, indem sich der Nahrungsbrei verhärtet und den Darm verstopft.

Wenn man beispielsweise ein Glas Wasser mit darin aufgelösten Flohsamen trinkt, sollte man danach noch ein weiteres Glas reines Wasser trinken. Denn wenn die Flüssigkeitsmenge nicht ausreichend ist, damit die Ballaststoffe aufweichen können, führt dies womöglich zu einer vorzeitigen Quellung, sodass infolgedessen eine Verstopfung auftritt. In schwerwiegenden Fällen kann dies sogar eine Verstopfung der Speiseröhre auslösen, wodurch eine akute Erstickungsgefahr auftreten kann.

Ziel einer ballaststoffreichen Ernährungsweise sollte sein, täglich möglichst 40 g Ballaststoffe über den ganzen Tag verteilt zu sich zu nehmen. Im ersten Moment erscheint das manchen Menschen kaum erreichbar, allerdings haben unsere Vorfahren vor etwa 100 Jahren ungefähr 90 g Ballaststoffe täglich verzehrt. Heute liegt der durchschnittliche Verzehr nur noch bei 15 g.

Um den täglichen Bedarf an Ballaststoffen zu erreichen, ist es also sinnvoll, seine Ernährungsweise gezielt zu optimieren. Schon mit einem morgendlichen Müsli und zwei frischen Früchten erreicht man die Hälfte der Tagesration. Mit dem zusätzlichen Verzehr von Leinsamen und Flohsamen, die man in einen Joghurt rührt oder über den Salat streut, kann die tägliche Ballaststoffzufuhr gesteigert werden.

Wer viel unterwegs ist, oder aus anderen Gründen kaum eine ausreichende Ballaststoffversorgung sicherstellen kann, ist mit der Einnahme spezieller Nahrungsergänzungsmittel gut beraten, die in der Regel auf der Basis von Pektin oder Flohsamen hergestellt werden. Derartige Ballaststoffe werden von einigen Menschen auch als natürliche Abführmittel verwendet, wenn sie häufig von Verstopfung betroffen sind.

Bei einigen Krankheitsbildern sollte man allerdings auf die Einnahme von Ballaststoffen verzichten oder diese nur nach Rücksprache mit dem behandelnden Arzt durchführen. Dies gilt insbesondere für krankhafte

Verengungen und Entzündungen im Bereich des Verdauungstraktes sowie bei einem Darmverschluss.

Leinsamen

Einer der am häufigsten verwendeten Ballaststoffe ist der Leinsamen, der von der Pflanze Lein gewonnen wird.

Leinsamen hat den Vorteil, dass er gleichzeitig Quell und Gleitmittel enthält und durch den schützenden Film, mit dem er die Darmschleimhaut eindeckt, umfassend auf die Darmgesundheit einwirkt. Die Schleimbildung wird durch die Samenschalen ermöglicht, in denen der Schleim enthalten ist.

Auch wenn der Leinsamen nicht so stark aufquillt wie einige andere Ballaststoffe, so ist er nicht weniger wirksam bei der Unterstützung der Verdauung.

Nicht uninteressant ist auch die hohe Konzentration von Omega-3-Fettsäuren, denn von dem 40%-Fettanteil im Leinsamen hat die Alpha-Linolensäure einen Anteil von beeindruckenden 50%.

Frauen in den Wechseljahren profitieren übrigens häufig auch vom Leinsamen, weil dieser über sogenannte Phytoöstrogene verfügt und sich auf Hormonstörungen positiv auswirken kann. Auch das Brustkrebsrisiko kann durch Leinsamen gesenkt werden.

Flohsamen

Flohsamen sind die Samenschalen der Pflanze Plantago ovata, die der Gattung der Wegeriche angehört. Überwiegend werden die Flohsamen in Indien und Pakistan angebaut, sodass man häufig auch die Bezeichnung „Indische Flohsamenschalen" verwendet, aber auch der Name „Psyllium" ist sehr geläufig.

Die Samenschalen enthalten Ballaststoffe, Glykoside und Schleimstoffe, was ihre häufige Verwendung in der Lebensmittelindustrie erklärt. Denn sie lassen sich gut zur Verdickung und für andere strukturelle Veränderungen von Lebensmitteln nutzen.

Die Flohsamenschalen verfügen über einen sehr hohen Gehalt an wasserlöslichen Ballaststoffen, ähnlich denen von verschiedenen Getreidesorten, aber dennoch wesentlich höher. Während 100 g Flohsamen etwa 70 g Ballaststoffe enthalten, verfügen 100 g Haferkleie lediglich über 5 g.

Der extrem hohe Ballaststoffanteil der Flohsamen hat dazu geführt, dass sie in der Naturheilkunde mittlerweile zu den bekanntesten und am häufigsten eingesetzten Ballaststoffen gehören und sehr oft bei einer Darmsanierung eingesetzt werden. Der hohe Nutzen für die Darmgesundheit wird darauf zurückgeführt, dass Flohsamen über einen sehr hohen Anteil an Faserstoffen verfügen und dadurch die Verdauung unterstützen. Durch das Aufsaugen von Wasser und aufgrund der extremen Quellfähigkeit des Flohsamens (bis zu zehnfach höher als die ursprüngliche Masse), vergrößert sich das Stuhlvolumen, was zu einem erhöhten Druck auf die Darmwand und zu einer reflexartigen Darmentleerung führt. Das Ergebnis ist die Beseitigung von Verstopfung, indem sich ein regelmäßiger Stuhlgang einstellt.

Darüber hinaus verfügen Flohsamen über die Fähigkeit, zahlreiche schädliche Substanzen im Darm aufzunehmen und diese aus dem Darm auszuleiten. Hierdurch leisten die Flohsamen einen wertvollen Beitrag zur Darmreinigung und erklären, warum mittlerweile die meisten Darmreinigungsprodukte auf der Basis von Flohsamen hergestellt werden. Ein weiterer erfreulicher Nebeneffekt der Flohsamen ist ein sich schneller einstellendes Sättigungsgefühl, wovon Übergewichtige profitieren, indem sie hierdurch ihr Gewicht fast automatisch reduzieren.

Mit Flohsamen lässt sich die Ballaststoffversorgung sehr einfach umsetzen. So kann man sie über das morgendliche Müsli streuen, in einen Joghurt oder in ein Glas Wasser einrühren.

Die Verträglichkeit von Flohsamen gilt als gut, denn nur selten kommt es zu Unverträglichkeitsreaktionen. Wenn aufgrund der extremen Quellwirkung der Flohsamen die individuelle Toleranzgrenze überschritten wird, kann es allerdings zu vermehrten Blähungen oder einem Völlegefühl kommen. Eine vorübergehende Reduzierung der Menge ist in diesen Fällen eine gute Lösung.

Wichtig ist auch eine ausreichende Menge Trinkwasser, damit die Flohsamen aufquellen und wieder ausgeschieden werden können, sodass keine Verstopfung entsteht.

Weizenkleie

Weizenkleie sind die harten Restbestandteile, die bei der Herstellung von Weizengetreide entstehen und nach dem Siebvorgang des Mehls gewonnen werden. Weizenkleie gehört zu den traditionellen Ballaststoffen, die schon unsere Urgroßmütter bei Verdauungsproblemen verwendet haben. Möglich, dass ihre Vorliebe für diese natürliche Verdauungshilfe auf Pfarrer Kneipp zurückzuführen ist, denn er empfahl seinen Patienten und Lesern sehr häufig Weizenkleie. Sie zählt zu den unverdaulichen Ballaststoffen, die durch Wasser aufquellen und so für ein höheres Stuhlvolumen und einen Anregung der Darmbewegung sorgen. Weizenkleie ist allerdings nicht nur aufgrund der verdauungsfördernden Eigenschaften so wertvoll, sondern auch wegen seiner Nährstoffe wie Vitamine, Selen, Zink, Eisen und Flavonoide. Somit enthält die Weizenkleie auch wesentlich gesündere Nährstoffe als Mehl.

Nahrungsergänzungsmittel für die Darmgesundheit

Aloe Vera

Die Aloe Vera zählt zu den vielfältigsten gesundheitsfördernden Pflanzen, die bislang bekannt sind. Seit jeher wird die Aloe Vera aufgrund ihrer wertvollen Eigenschaften auch mit dem respektvollen Namen „Erste-Hilfe-Pflanze" versehen, in Ägypten wird sie „Pflanze der Unsterblichkeit" genannt.

Wie wertvoll die Aloe Vera für die Gesundheit ist, zeigt auch die Tatsache, dass zahlreiche bekannte Persönlichkeiten wie beispielsweise

Hildegard von Bingen, Pfarrer Kneipp und Hippokrates diese beeindruckende Pflanze selbst nutzten. Auch in der traditionellen medizinischen Wissenschaft wie Ayurveda, TCM und in der arabischen Welt wurde schon vor Jahrtausenden über die Verwendung von Aloe Vera bei verschiedenen gesundheitlichen Problemen berichtet.

Obwohl die Aloe Vera bei zahlreichen unterschiedlichen Krankheitsbildern wie unter anderem Hautkrankheiten und Wundheilungen Linderung verschaffen kann, wird sie seit jeher hauptsächlich bei Verdauungsbeschwerden eingesetzt. Insbesondere geschieht dies zur Unterstützung der Darmgesundheit und zur Beseitigung des Candida-Hefepilzes.

Darüber hinaus ist Aloe Vera bekannt für die Fähigkeit, Symptome in Verbindung mit Verstopfung, Durchfall oder einem Reizdarmsyndrom zu reduzieren. Auch Heilungsprozesse von Gewebeverletzungen, die aufgrund von einer Strahlenbelastung wie z. B. Röntgenstrahlen hervorgerufen werden, können unterstützt werden.

Wenn man die über 160 Wirkstoffe wie Vitamine, Aminosäuren, Enzyme etc. berücksichtigt, die in der Aloe Vera enthalten sind, dann erklärt dies viele der beeindruckenden gesundheitsfördernden Wirkungen. Neben 27 Aminosäuren, 13 Mineralstoffen und 4 essentiellen Fettsäuren enthält Aloe Vera auch 13 wichtige Vitamine wie z. B. Vitamin C, B-Vitamine und Vitamin A.

Auch wenn bisweilen noch nicht alle Wirkmechanismen entschlüsselt werden konnten, so weiß man zumindest, dass insbesondere der Inhaltsstoff Acemannan sehr wertvoll ist. Dieser begehrte Inhaltsstoff ist ansonsten nur in Shiitakepilzen und Ginseng enthalten. Acemannan wird vom menschlichen Körper selbst produziert, allerdings lässt dies nach der Pubertät nach, sodass eine Zufuhr von außen erforderlich ist.

Die Eigenschaften von Acemannan sind so beeindruckend, dass man kaum auf die Aloe Vera verzichten möchte, denn insbesondere das Immunsystem profitiert durch diesen Inhaltsstoff, weil Acemannan nicht nur über antimykotische, sondern auch über antivirale und antibakterielle Eigenschaften verfügt.

Man führt diese Fähigkeit darauf zurück, dass Acemannan den zellulären Membranwiderstand gegen die unerwünschten Eindringlinge wie Bakterien und Viren stärkt und außerdem zu einer Stimulierung der für das Immunsystem so wichtigen Makrophagen, Monozyten, T-Killerzellen und Antikörper führt. Schon nach einer kurzzeitigen Einnahme kann das Acemannan erreichen, dass die Viren und Bakterien die Zellwände nicht mehr passieren können.

Durch das Verdrängen der unerwünschten Eindringlinge kommt es auf mehreren Ebenen zu einer verbesserten Darmgesundheit, sodass sich die Darmflora regenerieren kann. All dies hat zur Folge, dass die zugeführten Nährstoffe von der Darmflora wieder besser aufgenommen werden und nicht ungenutzt den Darm verlassen.

Außerdem wirken sich die entgiftenden Eigenschaften der Aloe Vera auf die Darmgesundheit aus, denn die im Darm befindlichen Giftstoffe werden gebunden und ausgeschieden.

Aloe Vera-Produkte gibt es in verschiedenen Darreichungsformen wie Tabletten, die Trockenextrakte enthalten oder Gels und Säfte. Der Aloe-Vera-Saft wird aus der Pflanze extrahiert und wird ein- bis zweimal täglich mit Wasser verdünnt getrunken.

Die Produktionsweise und die Ergänzung von weiteren Inhaltsstoffen variiert von Hersteller zu Hersteller. So sollte man insbesondere bei vorliegenden Nahrungsmittelintoleranzen einen genauen Blick auf die Zusammensetzung werfen, besonders wenn Fruktose oder Inulin enthalten ist und eine Fruktoseintoleranz besteht. Im Großen und Ganzen ist Aloe Vera gut verträglich und sehr schonend für den Verdauungstrakt. Bei den meisten Anwendern treten keine unerwünschten Nebenwirkungen auf.

Aloe Vera kann kurweise angewendet oder regelmäßig eingenommen werden, wenn man einen dauerhaften Nutzen erzielen möchte.

Beta-Glucan

Beta-Glucan ist ein Nahrungsergänzungsmittel, das hauptsächlich aus der Bäckerhefe (Saccharomyces), aber teilweise auch aus den Shiitake- und Reishipilzen, sowie aus Hafer und Gerste gewonnen wird.

In den letzten Jahren hat sich Beta-Glucan insbesondere als eine wichtige Substanz zur Unterstützung des Immunsystems etabliert. Denn man weiß mittlerweile, dass Beta-Glucan als ein Beschleuniger der Makrophagen wirkt und hierdurch einen großen Beitrag zur Aktivierung des Immunsystems leistet.

Insgesamt kommt es durch Beta-Glucan zu einer massiven Stärkung der Abwehrkräfte, sodass unerwünschte Eindringlinge wie Pilze, Bakterien, Viren und Parasiten effektiver abgewehrt werden können und sich hierdurch auch die Darmflora verbessert, weil Beta-Glucan seine Wirkung hauptsächlich im Darm entfaltet.

Einige Nahrungsergänzungsmittel, die speziell für die Darmgesundheit vorgesehen sind, enthalten mittlerweile auch Beta-Glucan.

Colostrum

Colostrum ist erst vor wenigen Jahren in den Fokus der Gesundheitsmedizin gelangt, was etwas verwunderlich klingt, weil es bereits seit dem 18. Jahrhundert bekannt ist. Und schließlich war es auch kein Geringerer als Dr. Hufeland höchstpersönlich, der sich damals über das schnelle Wachstum von neugeborenen Rindern wunderte. Seiner Beobachtung ist es zu verdanken, dass er auf diese Erstmilch bzw. Vormilch von Kühen stieß, die wir heute als Colostrum kennen.

Nach der Geburt von Säugetieren und Menschen steht diese Erstmilch dem Neugeborenen 48 Stunden lang zur Verfügung. Die Milch von Kühen gilt als besonders hochwertig, immerhin ist die Konzentration 40 Mal höher als die der menschlichen Erstmilch.

Diese extreme Konzentration wird darauf zurückgeführt, dass neugeborene Wiederkäuer nicht mit einem so umfangreichen Immunsystem zur Welt kommen wie die menschlichen Babys. Die neugeborenen Wiederkäuer sind in den ersten Lebensmonaten auf die Erstmilch angewiesen, um das noch schwache Immunsystem auszugleichen. Somit wird das komplette Immunsystem sozusagen durch das Trinken des Colostrums an das Neugeborene übertragen.

Da die Erstmilch der Kühe in Bezug auf die DNA-Sequenzen mit beeindruckenden 99% mit der Erstmilch des Menschen vergleichbar ist, ermöglicht dies eine optimale Verwertung durch den menschlichen Organismus. Und somit wird die Erstmilch von Kühen wesentlich häufiger für gesundheitsfördernde Präparate eingesetzt als andere. Für die Darmgesundheit sind insbesondere die im Colostrum enthaltenen Immunglobuline interessant. Ein Teil dieser Immunglobuline verbleibt nämlich direkt in der Darmschleimhaut, sodass das an dieser Stelle platzierte Colostrum unerwünschte Eindringlinge verdrängt und somit zu einer spürbaren Verbesserung der Darmflora führt.

Durch die Immunglobuline wird eine deutliche Stärkung der körperlichen Abwehr erreicht, darüber hinaus sorgen auch die im Colostrum enthaltenen Nährstoffe wie Vitamine, Mineralstoffe, Enzyme und Aminosäuren für die Unterstützung des Immunsystems.

Knoblauch

Knoblauch gehört zu den bekanntesten und bewährtesten natürlichen Heilmitteln, denn schon die alten Griechen, Römer und Chinesen setzten ihn bei verschiedenen gesundheitlichen Problemen wie Infektionen, Wunden und Schwellungen ein. Auch die Behandlung von Pest, Pocken und Geschwüren erfolgte seinerzeit mithilfe von Knoblauch.

Die vielfältigen Einsatzmöglichkeiten von Knoblauch stehen in Zusammenhang mit den keimhemmenden Eigenschaften, die der Knoblauch insbesondere im Darm entfaltet.

Dabei kommen auch die antibakteriellen und krampflindernden Wirkmechanismen des Knoblauchs zum Tragen, die zur Linderung von Verdauungsbeschwerden führen. Darüber hinaus sorgt Knoblauch auch für eine Reduzierung von Fäulnisbakterien und Gärungsprozessen. Für die gesundheitsfördernden Eigenschaften ist hauptsächlich das im

Knoblauch enthaltene Allicin verantwortlich, das über eine starke antibakterielle Wirkung verfügt.

Schwarzkümmel

Schwarzkümmel wird häufig begleitend bei einer Darmsanierung eingesetzt, weil es aufgrund der mehrfach ungesättigten Fettsäuren die Regeneration der Darmschleimhaut unterstützt. Der gesundheitsfördernde Effekt des Schwarzkümmels wird auch darauf zurückgeführt, dass es in der Lage sein soll, im Darm befindliche Gewebereste aufzugreifen und diese auszuscheiden.

Ungesättigte Fettsäuren (Omega 3 und Omega 6)

Neben diversen Vitaminen und Mineralstoffen benötigt der menschliche Organismus auch eine regelmäßige Versorgung mit ungesättigten Fettsäuren. Bei einer Darmsanierung sollten sie auf keinen Fall fehlen, da sie in mehrfacher Hinsicht eine positive Auswirkung auf die Darmgesundheit ausüben. Besonders die entzündungshemmenden Eigenschaften dieser wertvollen Fette wirken sich bei der Behandlung von Darmerkrankungen aus, sodass entzündete Abschnitte der Darmschleimhaut erfolgreich behandelt werden können. Von den Omega-3-Fettsäuren ist außerdem bekannt, dass sie die Stabilität der Epithelzellen unterstützen.

Die ungesättigten Fettsäuren Omega 3 und Omega 6 kann der Körper nicht selbst herstellen, sodass diese über eine gezielte Ernährung mit hochwertigen Ölen wie z. B. Arganöl und Leinöl oder Nahrungsergänzungsmitteln zugeführt werden sollten.

Auch durch den Verzehr von Lachs, Makrele und Heilbutt kann man eine ausreichende Versorgung mit diesen ungesättigten Fettsäuren erreichen.

Präparate zum Binden von Darmgiften

Die Darmsanierung kann unterstützt werden, indem die im Darm vorhandenen Gifte durch geeignete Mittel gebunden und ausgeschieden werden. Die gängigsten Präparate sind Heilerde, medizinische Kohle, Chlorellalgen und Zeolith. Obwohl das Binden der Schadstoffe zu einer großen Entlastung des Darms beitragen kann, wird dieser wichtige Schritt bei der Darmsanierung allzu oft vernachlässigt. Welches Präparat eingesetzt wird, hängt häufig von den Vorlieben und Erfahrungen des jeweiligen Therapeuten ab, aber auch von der individuellen Verträglichkeit. Wenn Unverträglichkeiten auftreten, sollte unbedingt auf ein anderes Präparat umgestellt werden.

Unabhängig davon, welches Mittel letztendlich verwendet wird, ist es immer wichtig, das Ausscheiden der Schadstoffe durch viel Wasser-trinken zu unterstützen.

Heilerde

Heilerde besteht aus Mineralien und Spurenelementen, und zwar ganz so, wie sie in ihrer natürlichen Zusammensetzung existieren. Hierzu gehören wichtige Vitalstoffe wie Kalium, Calcium, Magnesium, Chrom, Eisen, Selen und Zink. Chemische oder andere Zusätze sind in der Regel nicht enthalten.

Heilerde gehört zu den ältesten naturheilkundlichen Präparaten, die bei verschiedenen Beschwerden des Verdauungstraktes eingesetzt werden. Traditionell wird es bei Durchfall und säurebedingten Magenbeschwerden verwendet. Hierfür wird der fein gemahlene Löss (zwei leicht gehäufte Teelöffel) in einem Glas Wasser aufgelöst und idealerweise auf nüchternen Magen getrunken.

Im Darm angekommen, entfaltet die Heilerde ihre Bindungsfähigkeit durch eine große Oberfläche, indem sie die hier anwesenden Schadstoffe und Stoffwechselprodukte aufnimmt und ausscheidet. Neben der wertvollen Eigenschaft der Entgiftung trägt die Heilerde auch zur Förderung einer gesunden Darmflora bei.

Medizinische Kohle

Wenn medizinische Kohle zum Einsatz kommt, geschieht dies meistens aufgrund von Durchfall oder als Unterstützung bei Fastenkuren. In beiden Fällen nimmt man die Kohle ein, um Schadstoffe im Darm zu binden und auszuscheiden. Wenn andere Präparate, die zum Binden eingenommen werden, nicht vertragen werden, ist Kohle häufig die Alternative, auf die seltener mit Allergien oder anderen Symptomen reagiert wird.

Das bekannteste Kohlepräparat besteht aus Presslingen, sodass man die Kohle in Tablettenform zu sich nehmen kann. Weniger bekannt ist, dass es auch medizinische Kohle in Pulverform gibt und in Apotheken erhältlich ist. Hierdurch erübrigt sich das etwas lästige Zerkauen der Presslinge und man kann die Kohle in Wasser aufgelöst trinken.

Um den Mund nicht mit einem unschönen schwarzen Kohlerand zu versehen, ist es sinnvoll, die aufgelöste Kohle mit einem Strohhalm zu trinken. Kohle bindet sehr stark und kann bei zu hoher Dosierung zu Verstopfung führen. Zu Entgiftungszwecken wird wöchentlich meistens eine Dosierung von 10 g empfohlen.

Zeolith

Zeolith ist ein natürliches vulkanisches Gestein, das erst seit einigen Jahren in Deutschland bekannt ist. Es gilt mittlerweile als eines der bekanntesten Entgiftungspräparate und ist in der Lage, aufgrund seiner speziellen Kristallgitterstruktur Giftstoffe und krankmachende Keime wie ein Schwamm aufzusaugen. Dabei bindet Zeolith sogar Giftstoffe wie Blei, Quecksilber, Ammonium und radioaktive Strahlen.

Seine Entgiftungsfähigkeiten entfaltet Zeolith im Magen-Darm-Trakt, wo es gezielt die vorhandenen Schadstoffe bindet und hierdurch verhindert, dass diese in den Blutkreislauf übergehen.

Wenn es um die Sanierung des Darms geht, kann man durch die Einnahme von Zeolith in mehrfacher Hinsicht profitieren. Denn nicht nur das Entfernen vorhandener Schadstoffe wirkt sich positiv auf die

Darmflora aus, sondern Zeolith hilft auch bei der Behandlung des Leaky Gut Syndroms. Desweiteren lindert es histaminbedingte Allergie-symptome und entlastet die Leber durch die Bindung von Ammonium.

Chlorella-Alge

Chlorellaalgen gehören zu den Süßwasseralgen, sie sind einzellige Mikroalgen und zählen zu den ältesten Pflanzen unseres Planeten. Sie sind mit ihren 8 µ nur winzig klein und mikroskopisch erkennbar. Mit ihrem hohen Eiweißanteil von bis zu 60% und ihren über 19 wertvollen Aminosäuren und weiteren Nährstoffen haben sie sich in den vergangenen Jahren einen festen Platz in der Naturheilkunde erobert.

Insbesondere in der Umweltmedizin haben sie sich etabliert, wenn es um die Ausleitung von Schwermetallen wie Quecksilber, Blei, Cadmium etc. geht, da sie diese Schadstoffe im Darm an sich binden und ausscheiden. Genauso können sie auch andere schädliche Substanzen im Darm aufgreifen und aus dem Körper ausleiten. Chlorellaalgen sind bekannt für ihre Affinität zu Schwermetallen, denn auch in belasteten Gewässern werden sie mit Schadstoffen konfrontiert und binden diese an sich.

Aus diesem Grund sollte man beim Kauf der Algen auf ihre Reinheit und Herkunft achten. Zu den sichersten Algen zählen diejenigen, die vor ihrer Auslieferung auf Schadstoffe hin untersucht werden. Besonders wertvoll sind außerdem die Algen, die aus einem sogenannten Wildanbau stammen, weil diese im Vergleich zu künstlich gezüchteten Algen über einen wesentlich höheren Chlorophyllanteil verfügen. Als besonders effektiv entgiftend gilt die Chlorella pyrenoidosa, die über den intensiv entgiftenden sekundären Pflanzenstoff Sporopollenin verfügt. Sanfter wirkt die Chlorella vulgaris, weil ihre Zellwand vergleichsweise dünn ist.

Ernährung

Bei einer Darmsanierung ist eine intensive Mitarbeit des Patienten unabdingbar, denn nur so wird es möglich, einen lang andauernden Behandlungserfolg zu erreichen. Insbesondere bei der Ernährung ist die disziplinierte Mitarbeit des Patienten von allergrößter Bedeutung. Denn wird diese nicht auf darmfreundliche Nahrungsmittel umgestellt, kann man sich alle weiteren Therapiemaßnahmen fast sparen. Man kann sich das so vorstellen, als wenn man ein brennendes Auto auf der einen Seite mit Wasser löscht, aber auf der anderen Seite jemand steht, der ständig Öl nachgießt, sodass das Feuer niemals ausgehen wird.

Man kann eigentlich sagen, dass eine gesunde und darmfreundliche Ernährung, die den individuellen Gegebenheiten angepasst ist, die Grundlage für den Behandlungserfolg einer Darmsanierung darstellt. Besonders die individuellen Verträglichkeiten müssen hier berücksichtigt werden, ansonsten wird eine Darmsanierung erfolglos verlaufen oder zumindest nicht das angestrebte Ziel von vollständiger Gesundheit erreichen.

Somit ist es unerlässlich, dass man sich von allgemeinen Ernährungsrichtlinien freimacht, die zwar der allgemeinen Gesundheit zuträglich sein sollen, die aber nicht an die jeweilige persönliche Situation angepasst sind. Hinzukommt, dass viele dieser Ernährungsempfehlungen auf gesunde Menschen bezogen sind, nicht jedoch auf diejenigen, die mit einem erkrankten Darm und womöglich einer Verdauungsschwäche leben.

Wenn beispielsweise die Rede ist von gesunder Vollkornernährung, dann kann diese bei einem geschädigten Darm häufig zu einer weiteren Verschlechterung führen, anstatt zu einer Gesundung beitragen. Auch Empfehlungen, die einen intensiven Fleischkonsum nahelegen, wie z. B. bei der Logi-Diät, fördern in der Regel eine desolate Darmsituation, indem die Darmflora zunehmend alkalisch wird und Fäulnisprodukte entstehen.

Auch nicht besser ist die Idee, mit einem desolaten Darm viel Rohkost zu verzehren. Eine erkrankte Darmflora ist mit dieser Ernährungsweise hoffnungslos überfordert, was sich unweigerlich durch eine extreme Gasproduktion im Darm und übel riechende Stuhlgänge bemerkbar macht.

In Kurzform lässt sich die bei einer Darmsanierung angezeigte Ernährung als darmschonend und leicht verdaulich beschreiben, doch bei genauerer Betrachtung stellt man schnell fest, dass das Thema doch wesentlich komplexer ist. Demzufolge ist es wichtig, sich mit der Ernährung intensiv auseinanderzusetzen und all die wesentlichen Aspekte zu beleuchten, um am Ende zu der persönlich sinnvollen Ernährungsweise zu gelangen.

Erschwerend kommt hinzu, dass gerade die heutzutage allseits übliche Ernährungsweise eine Umstellung auf „gesunde Lebensmittel" deutlich erschwert. Schaut man sich die gängigen Nahrungsmittel genauer an, so zeigt sich deutlich, dass die heutige Ernährung aus allem, aber nicht mehr aus rein natürlichen Lebensmitteln besteht.

Neben dem allgegenwärtigen Fastfood ernähren sich die meisten Menschen von denaturieren Lebensmitteln, die vor Konservierungsmitteln, Farbstoffen, Geschmacksverstärkern, Glutamaten und vielen weiteren unnatürlichen Inhaltsstoffen nur so strotzen. Liest man die Inhaltsstoffe von Fertiggerichten genauer durch, so hat man schnell den Eindruck, als würde man sich von einem Chemiecocktail ernähren.

Dass all diese Lebensmittelbestandteile nicht gerade gesundheits-förderlich sind, dürfte auch den größten Skeptiker überzeugen. Und es dürfte auch nicht verwundern, dass viele heutige Zivilisationskrankheiten mit einer ungünstigen Ernährungsweise zusammenhängen, und wenn der Körper permanent mit ungesunden und für ihn abträglichen Nahrungsmitteln versorgt wird, führt dies zu einer unnötigen körperlichen Belastung. Im Umkehrschluss bedeutet dies, dass man mit einer bewussten Ernährung einen großen Beitrag zur Gesundheit leisten kann.

Ein besonders großes Problem besteht in dem überfrachteten Verzehr von stark säurebildenden Lebensmitteln, allen voran sind dies Kaffee, Zucker, Weißmehl, Fleisch, Alkohol und Softdrinks. Diese Nahrungsmittel führen dazu, dass der Körper in ein übersäuertes Milieu gerät und nicht ausreichend Mineralstoffe zur Verfügung stehen.

Wichtig bei einer darmgesunden Ernährungsweise ist es auch, auf gärungsfördernde Lebensmittel zu verzichten. Nahrungsmittel, die im Darm zu Gärungsprozessen führen, tragen zu einem ungünstigen Darmmilieu bei, in dem sich die schädlichen Darmbakterien besonders wohl fühlen und die Ansiedelung gesunder Bakterien erschwert wird.

Eine Ernährungsumstellung ist ein langfristiger Prozess, der sich nicht innerhalb weniger Tage umsetzen lässt und dessen Erfolg sich auch nicht in sehr kurzer Zeit einstellt. Und auch trotz größter Disziplin wird es zwischendurch immer mal wieder kleinere oder auch größere Rückschläge geben. Denn nicht immer ist diese Disziplin im Alltag so ohne weiteres umsetzbar.

Da ist die Hektik des Alltags, da sind die täglichen Reize, mit denen man nicht immer freiwillig konfrontiert wird, und da ist auch manches Mal ganz einfach ein schwacher Wille, der bei dem Anblick der Lieblingstorte oder des Geburtstagskuchens der Kollegin nachgibt. Die Reue stellt sich zumeist dann ein, wenn der Körper mit unliebsamen Symptomen aufbegehrt und sich nach einer noch so kleinen „Sünde" die altbekannten Bauchschmerzen, Blähungen oder Durchfälle einstellen.

Wichtig ist, dass man sich durch solche kleinen Nachgiebigkeiten nicht gänzlich hängen lässt. Denn solange das Grundgerüst der gesunden Ernährung bestehen bleibt und man das zu erreichende Ziel nicht aus den Augen verliert, kann ein kleiner Rückschlag im wahrsten Sinne des Wortes „verdaut" werden. Wesentlich für den langfristigen Erfolg ist schließlich, dass man seinen Weg nicht gänzlich verlässt und sich nicht der Schlendrian einnistet, indem sich eine Nachlässigkeit an die nächste reiht.

Wie also sollte man sich ernähren, wenn die Darmflora aus ihren Fugen geraten ist? In erster Linie sollte unbedingt auf die individuell verträglichen und unverträglichen Nahrungsmittel geachtet werden. Denn nicht alles, was als gesund bezeichnet wird, ist für jeden geeignet. Alles, was der Körper nicht verträgt, führt zu einer weiteren Verschlechterung der Darmsituation. Wer also von einer Laktose-,

Gluten-, Histamin- oder Fruktoseintoleranz betroffen ist, sollte die jeweiligen Nahrungsmittel vom Ernährungsplan streichen oder diese nur in den verträglichen Mengen essen.

Darüber hinaus ist es wichtig, dass auf gärungsfördernde Lebensmittel verzichtet wird, denn Gärungsprozesse begünstigen immer die Situation der krankmachenden Darmbakterien. Zu den besonders blähungsfördernden Nahrungsmitteln gehören bekanntermaßen alle Kohlsorten wie Rosenkohl, Weißkohl etc., aber auch Erdnüsse, Sojabohnen, Schwarzwurzeln und Hülsenfrüchte haben ein großes gärungsförderndes Potential. Ob es zu Blähungen kommt, ist meistens mengenabhängig.

In kleinen Mengen werden diese Lebensmittel von vielen Menschen vertragen, erst bei größeren Portionen entstehen die unliebsamen Blähungen.

Wenn sie in kleinen Mengen verzehrt und vertragen werden, leisten diese Gemüsesorten einen guten Beitrag zur Darmgesundheit, denn durch ihren hohen Ballaststoffgehalt unterstützen sie die Darmflora. Wer zuvor nur sehr wenige Ballaststoffe zu sich genommen hat, sollte die Ernährungsumstellung sehr langsam angehen. Ein geschädigter Darm ist an eine derartige Ernährungsform nicht gewöhnt und wird damit hoffnungslos überfordert. Gärungsprozesse lassen dann nicht lange auf sich warten, die dann die gefürchteten Blähungen und Bauchschmerzen mit sich bringen.

Treten derartige unliebsame Symptome auf, sollten vorübergehend etwas weniger Ballaststoffe gegessen werden. Am besten steigert man die ballaststoffreichen Lebensmittel wochenweise, um den Darm in kleinen Schritten an die neue Ernährung zu gewöhnen. Die verzehrten Lebensmittel sollten so natürlich wie möglich sein und nicht in Form von Dosenfutter oder anderen Fertiggerichten verzehrt werden, weil diese meistens Konservierungsmittel und andere chemische Zusatzstoffe enthalten, die der Darmflora nicht zuträglich sind.

Bei dem Thema „gesunde Ernährung" wird auch häufig die Rohkost angesprochen. Für einen gesunden Darm gibt es sicherlich nichts Wünschenswerteres als diese gesunde Ernährungsform. Bei einem kranken Darm jedoch führt dies leider eher zu einer weiteren Verschlimmerung, als dass sich irgendwelche Besserungen einstellen würden.

Warum ist das so?

Nun, lassen Sie uns einen Blick auf die geschädigte Darmflora werfen. Diese kann sich nur regenerieren, wenn man ihr keine Fäulnis- und Gärungsprozesse zumutet. Nur dann wird es überhaupt gelingen, eine erkrankte Darmflora wieder in ihr Gleichgewicht zu bewegen. Doch wenn ein Mensch mit einer unzureichenden Verdauungsleistung und einer Darmdysbiose fleißig Rohkost zu sich nimmt, so sind die Gärungsprozesse und eine weitere Verschlechterung der Darmflora schon vorprogrammiert.

Von verschiedenen Seiten hört man in diesem Zusammenhang Einwände, dass diese Blähungen nur zu Beginn der Ernährungsumstellung auftreten würden. Doch dem ist nicht so, sondern die Gärungsprozesse lassen sich aufgrund der sich verschlechternden Darmsituation logischerweise gar nicht verhindern.

Anti-Pilz-Ernährung

Wenn die Darmsanierung einschließlich der Beseitigung des Candida-Hefepilzes erfolgreich verlaufen soll, wird kein Weg daran vorbei führen, die Ernährung dieser Situation anzupassen. Ja, es ist für die meisten Menschen eine sehr grundlegende Ernährungsumstellung, aber von ihr ist der gesamte Behandlungserfolg maßgeblich abhängig. Und je nach Ausprägung der gestörten Darmflora und der Ausbreitung des Candidas kann es erforderlich sein, diese Ernährungsweise nicht nur einige Wochen lang durchzuführen, sondern sogar mehrere Monate. In schwerwiegenden Fällen macht es Sinn, sie sogar 9 bis 12 Monate beizubehalten.

Die Grundlage der Ernährungsumstellung besteht darin, auf Zucker, Alkohol, Weißmehl und Hefe zu verzichten. Beim Zucker ist darauf zu achten, dass man alle Zuckersorten meiden sollte, sodass auch vermeintlich „gesunde" Süßungsmittel wie Agavendicksaft, Ahornsirup,

Traubenzucker, Fruchtzucker und Honig nicht verwendet werden dürfen. Dies sind die wesentlichsten Nährstoffe, die dem Candida seine Ernährungsgrundlage bieten, und wenn sie nicht mehr zur Verfügung stehen, wird dem Candida das Überleben entsprechend erschwert.

Wenn der Candidabefall sehr stark ausgeprägt ist, sollte außerdem der gesamte Verzehr von Kohlenhydraten drastisch eingeschränkt werden. Dies bedeutet, dass auch Lebensmittel wie Kartoffeln, Nudeln, Dinkel, Buchweizen, Mais, Amaranth, Soja, Reis und alle weiteren Getreidesorten nur noch in sehr kleinen Mengen verzehrt werden dürfen.

Ja, dies klingt hart und erscheint fast unmöglich, sind wir in unserer modernen Gesellschaft doch schließlich tagtäglich von Kohlenhydraten umgeben. Aber aus eigener Erfahrung kann ich nur auf die Bedeutung des extremen Verzichts auf Kohlenhydrate bei einer extremen Candidabelastung hinweisen. Nur bei wirklich konsequenter kohlenhydratreduzierter Diät wird sich in hartnäckigen Fällen tatsächlich der Erfolg einstellen. In hartnäckigen Einzelfällen muss sogar soweit gegangen werden, dass auf sämtliche Kohlenhydrate verzichtet werden muss.

Die Basis dieser Ernährungsweise bilden Gemüse und fruktosearme Obstsorten wie z. B. Grapefruit. Diese haben den Vorteil, dass sie nicht über die Nährstoffe verfügen, die für den Candida lebensnotwendig sind. Hinzukommt, dass sie sehr faserhaltig und ballaststoffreich sind und den Gesundungsprozess des Darms unterstützen. Allerdings gilt es hierbei zu beachten, dass man immer nur so viel Gemüse und Obst zu sich nimmt, wie der Darm vertragen kann. Da ein geschädigter Darm schnell durch eine zu ballaststoffreichen Ernährung überfordert wird, muss an dieser Stelle die individuelle Verträglichkeit herausgefunden werden, um mögliche Gärungen zu vermeiden.

Das Verhindern von Gärungsprozessen ist auch der Grund, warum die Mahlzeiten besonders in der Anfangsphase gekocht oder gedünstet werden sollten. Eine geschädigte Darmflora ist mit Rohkost in der Regel restlos überfordert, sodass die unvollständig verdaute Nahrung zu Gärungen führt und das candidafreundliche Darmmilieu bestehen bleibt oder sogar noch vorangetrieben wird.

Ergänzend zu den Gemüse- und Obstmahlzeiten können Fleischprodukte in kleinen Mengen verzehrt werden. Idealerweise sollten diese aus Geflügel oder Fisch bestehen. Rotes Fleisch, und hier insbesondere das Schweinefleisch, ist bekanntermaßen für den Darm nicht sehr zuträglich.

Auch Milchprodukte und Eier können verzehrt werden, soweit hier keine Allergien oder Intoleranzen bestehen.

Die Ernährungsumstellung ist für die meisten Menschen eine sehr große Herausforderung, bei der man so manches Mal tatsächlich aufgeben möchte. Doch ähnlich wie bei einem Raucher, der auf seinem Weg zum Nichtraucher besonders in den ersten Tagen und Wochen seine Zigaretten vermisst, so ist es auch bei einer so gravierenden Ernährungsumstellung hauptsächlich die Anfangszeit, in der die Umgewöhnung so schwer fällt. Aus diesem Grund ist es empfehlenswert, den Beginn der Anti-Pilz-Ernährung nicht in eine stressige Phase zu legen, sondern in eine Zeit, in der man die nötige Muße und Energie hat. Zeitpunkte wie Weihnachten oder Geburtstage sind hier sicherlich die ungünstigsten Termine, denn gerade bei diesen Anlässen wird man mit vielen Nahrungsmitteln konfrontiert, die nun mal gar nicht konform gehen mit der kohlenhydratreduzierten Ernährungsweise.

Besonders schwierig ist eine derartige Umstellung für Kinder, denn sie stehen ständig mit Süßigkeiten und anderen Dingen in Kontakt. Je nach Alter des Kindes ist es außerdem erforderlich, entsprechende Bezugspersonen wie Lehrer oder Eltern von befreundeten Kindern einzubeziehen. Denn nur so kann gegebenenfalls verhindert werden, dass die Anstrengungen der Ernährungsumstellung nicht unnötigerweise zunichte gemacht werden, indem durch leichtsinniges Gummibärchenessen die Hefepilzkolonien wieder explodieren können.

Das Thema Candida ist so umfangreich, dass man an dieser Stelle noch viele weitere Aspekte beschreiben könnte. Allerdings würde das den Rahmen dieses Buches sprengen, sodass ich Ihnen empfehle, bei einem Bedarf nach weiteren Informationen mein Buch „Neue Energie ohne Candida" zu lesen.

Probiotische Nahrungsmittel

Dass eine gesunde Darmflora für die menschliche Gesundheit von allergrößter Bedeutung ist, hat vor einigen Jahren auch die Lebensmittelindustrie für sich entdeckt. Die Anzahl an Produkten, die im Kühlregal stehen und probiotische Inhaltsstoffe enthalten, ist seit Jahren kontinuierlich gestiegen und mittlerweile auch in den Werbesendungen tagtäglich präsent.

Allen voran ist hier probiotischer Joghurt zu nennen, der von verschiedenen Anbietern propagiert wird. Aber auch Milch-Mix-Getränke, Molke, Müsli und Wurstwaren werden neuerdings mit Probiotika angereichert. Und seit neuestem sind sogar Hersteller von Babynahrung dazu übergegangen, einigen Produkten probiotische Substanzen zuzusetzen. Es ist nun nicht mehr zu übersehen – probiotische Nahrungsmittel sind zurzeit groß in Mode. Und es besteht auch kein Zweifel mehr daran, dass sie zurzeit das erfolgreichste Segment der funktionellen Lebensmittel ausmachen.

All die als probiotisch gekennzeichneten Produkte enthalten lebende Milchsäurebakterien, die über die Nahrung bis in den Darm gelangen sollen, um sich hier günstig auf die Darmflora auszuwirken. Teilweise vermögen die Versprechungen, mit denen man tagtäglich in der Werbung konfrontiert wird, nicht all das halten, was sie in Aussicht stellen.

Und sicher sind nicht all die ganzen Produkte tatsächlich so gesundheitsförderlich, wie es in der Werbung oft den Anschein hat. Aber es wäre sicherlich die falsche Konsequenz, an dieser Stelle alle Produkte über einen Kamm zu scheren. Eine genauere Betrachtung der Herstellungsweise und Inhaltsstoffe schafft hier schnell Klarheit und bringt etwas mehr Sicherheit für den noch unerfahrenen Kunden.

Allerdings besagen diese Informationen leider noch nichts darüber, inwieweit diese Produkte tatsächlich so gesundheitsförderlich sind, wie sie angepriesen werden. Ein wesentlicher Aspekt für die Wirksamkeit der in diesen Produkten enthaltenen Probiotika ist nämlich, dass diese ihre Wirkung erst dann entfalten können, wenn sie die Magen-, Gallen- und

Dünndarmpassage lebend überstehen. Dies ist ein ganz wichtiger Faktor, denn einige Produkte enthalten Probiotika, die den Darm erst gar nicht erreichen, weil sie vorher bereits durch die Magen- und Gallensäure zerstört werden.

Hinzukommt, dass einige Produkte, die zwar als probiotisch bezeichnet werden, über einen so geringen Anteil dieser Substanzen verfügen, dass diese kaum einen positiven Einfluss auf die Darmflora erreichen. Und schließlich wird die Entscheidung für oder gegen ein probiotisches Lebensmittel nicht einfacher, wenn man sich so manche Inhaltsstoffe genauer anschaut. Da gibt es zwar einige Hersteller, die vollmundig damit werben, dass ihre Produkte besagte gesundheitsfördernde Milchsäurebakterien enthalten, die sogar in der Lage sind, die Magen- und Gallensäure unbeschadet zu passieren, aber wenn man die weiteren Inhaltsstoffe analysiert, stehen diese nicht für eine darmfreundliche Ernährung.

Insbesondere geht es hierbei um Inhaltsstoffe wie Glukose-Fruktosesirup, Zucker, Aspartam, Dextrin oder Zitronensäure, die auf der Basis von Schimmelpilzen hergestellt wird. Von all diesen Zutaten ist die eine so darmschädlich wie die andere und es ist fragwürdig, wie ein probiotisches Lebensmittel, das zwar auf der einen Seite gesundheits-fördernde Milchsäurebakterien enthält, aber auf der anderen Seite auch darmfloraschädliche Substanzen, tatsächlich die gewünschte Darmgesundheit fördern soll.

Denn besonders die zuckerhaltigen Inhaltsstoffe sind Candida-Förderer par excellence. Wenn man sich mit probiotischen Lebensmitteln beschäftigt, kommt in diesem Zusammenhang nicht selten die Frage auf, inwieweit sich diese von probiotischen Arzneimitteln unterscheiden.

Probiotische Nahrungsmittel unterliegen nicht den strengen Vorschriften, die für probiotische Arzneimittel herangezogen werden. Ein weiterer sehr wesentlicher Unterschied besteht darin, dass probiotische Lebensmittel der Ernährung dienen, nicht jedoch für die Behandlung von Krankheiten vorgesehen sind.

Joghurt

Ursprünglich entstand Joghurt womöglich aus reinem Zufall, nämlich durch eine ungewollte Säuerung von Milch. Man vermutet, dass Joghurt seinen Anfang im Balkan, genau genommen im heutigen Bulgarien, nahm. Noch heute gehört Joghurt in Bulgarien zur täglichen Mahlzeit und ist dort ein Grundnahrungsmittel. Der Joghurt ist auch unter dem Namen Yahurth bekannt, und auf genau diesen Joghurt geht die milchsäure-produzierende Bakterie Bacillus bulgaricus zurück, die wir heute noch in viele probiotischen Nahrungsmitteln und Nahrungsergänzungsmitteln antreffen.

Maßgeblich an dieser bulgarischen Erfolgsgeschichte ist auch der aus dem bulgarischen Ort Tran stammende Arzt Dr. Stamen Grigorov beteiligt. Denn er war es, der das Geheimnis um die Joghurtinhalte seinerzeit preisgab. Er wollte Anfang des 20. Jahrhunderts herausfinden, welches Bakterium für die Fermentation von Milch verantwortlich ist und stieß bei seinen Forschungen auf ein stäbchenförmiges Bakterium. Hierbei handelt es sich um das bereits erwähnte Bacillus bulgaricus, das in seinem ausführlichen Namen auch den Namen seines Entdeckers trägt: Lactobacillus delbureckii subsp. Bulgaricus Grigoroff 1905.

Wie sehr Joghurt noch heute mit Bulgarien verbunden ist, zeigt übrigens auch, dass es ein Joghurt-Museum im Geburtsort von Dr. Grigorov gibt, und Joghurt eines der Wahrzeichen Bulgariens ist.

Von diesem Bakterium weiß man mittlerweile, dass es sogar Krebserkrankungen beeinflussen kann, indem unter anderem das Wachstum von Krebszellen unterdrückt wird. Eine Studie aus dem Jahr 1986 am Nationalinstitut für Gesundheit und medizinische Forschung in Paris kam sogar zu dem Ergebnis, dass das Brustkrebsrisiko verringert werden kann, je mehr Joghurt konsumiert werde. Inzwischen sind zahl-reiche Studien im Zusammenhang mit dem fast wundersam anmutenden Joghurt durchgeführt worden.

Da klingt es fast erstaunlich, dass Joghurt überhaupt erst seit dem Jahr 1906 in anderen europäischen Ländern außerhalb des Balkans bekannt wurde. Dieser Siegeszug ist dem gebürtigen Russen Dr. Ilja Metschnikow zu verdanken, der von Anfang an ein großes gesundheitsförderndes

Potential im Joghurt sah, und der als der Begründer der heute so stark propagierten probiotischen Ernährung gilt.

Dr. Metschnikow war zu seiner Zeit ein äußerst gefragter Wissenschaftler und enger Freund des Bakteriologen Louis Pasteur. Seine herausragenden Forschungen im Bereich der Immunologie brachten ihm gemeinsam mit Paul Ehrlich im Jahr 1908 sogar den Nobelpreis für Medizin ein. Durch eine weltweit durchgeführte Umfrage, die das Pasteur Institut in Paris seinerzeit durchführte und dessen Leiter Dr. Metschnikow damals war, stieß man wohl eher zufällig auf das Thema Joghurt. Denn überraschenderweise ergab die Umfrage, dass es gemessen an der Bevölkerungszahl in Bulgarien die größte Anzahl Hundertjähriger gab. Man führte das hohe Lebensalter auf den intensiven Konsum von Joghurt zurück und legte damit den Start für die weitere Erforschung von Joghurt und milchsauren Lebensmitteln.

Aufgrund seiner wissenschaftlichen Tätigkeit kam Dr. Metschnikow zu der Erkenntnis, dass die im Darm entstehenden Fäulnisbakterien ursächlich an einem vorschnellen Alterungsprozess und vielen Krankheiten beteiligt sind. Er untermauerte seine Theorie, indem er die Freisetzung von toxischen Substanzen, die im Zusammenhang mit Fäulnisprozessen entsteht, den Körper förmlich vergiftet.

Eine Erkenntnis, die nunmehr 100 Jahre alt ist und zunehmend in Vergessenheit geriet, ist heute aktueller denn je. Denn wenn man sich die vielen Menschen anschaut, die unter Verdauungsproblemen und anderen gesundheitlichen Einschränkungen leiden, die auf eine erkrankte Darmflora und ein Übermaß an Fäulnisbakterien zurückzuführen sind, dann wird klar, von welch großer Bedeutung damals die Erkenntnisse von Metschnikow bereits waren.

Nicht weniger interessant sind allerdings auch seine Beobachtungen, die er im Zusammenhang mit der Eindämmung der Fäulnisprozesse machte. Denn er war überzeugt davon, dass die unerwünschten und zerstörerischen Bakterien und Mikroben mit den richtigen Maßnahmen in Schach zu halten sind.

In einer seiner Veröffentlichungen („Beiträge zu einer optimistischen Weltanschauung") verwies er darauf, dass Menschen schon seit Urzeiten große Mengen von Milchsäurebakterien zu sich genommen haben. Diese bestanden hauptsächlich aus saurer Milch, Kefir, Sauerkraut oder Salzgurken. Ohne es zu wissen, hätten die Menschen hierdurch schlimme Folgen der sonst üblichen Fäulnisprozesse in den inneren Organen reduziert.

Diese Erkenntnisse brachten ihn dazu, den Wirkmechanismus der Milchsäurebakterien genauer zu erforschen. Hierbei stieß er auf die bulgarischen Bauern, die seit jeher für ihren intensiven täglichen Verzehr von Joghurt, aber auch für ihr überdurchschnittlich hohes Alter bekannt sind. Und so war es Metschnikows Vermutung, dass ein Zusammenhang zwischen dem täglichen Verzehr von großen Mengen Joghurt beziehungsweise den Milchsäurebakterien, die im Joghurt enthalten sind, geben müsse. Dr. Metschnikow gilt als der erste Forscher, der annahm, dass Joghurt über einen hohen Gehalt an Milchsäurebakterien verfügt.

Auch wenn man aufgrund der permanenten Präsenz von Joghurt- werbung in den Medien vielleicht davon ausgehen mag, ist es also keine Erkenntnis unserer Zeit, dass Joghurt über gesundheitsfördernde Eigenschaften verfügt.

Ein Problem, mit dem Lebensmittelhersteller von Joghurt stets konfrontiert werden, ist es, dass viele herkömmliche Milchsäurebakterien den langen Weg entlang des Verdauungstraktes nicht oder nur in geringen Mengen überleben. Dies ist auch der Grund, warum probiotische Nahrungsmittel und Nahrungsergänzungsmittel sich häufig auch mit Vorwürfen konfrontiert sehen, ihre Produkte würden nicht zu einer Darmsanierung beitragen.

Hier ist es sicherlich wichtig, die Produktzusammensetzung genauer zu analysieren bzw. zu hinterfragen, welche Bakterien zugesetzt wurden. Mittlerweile verwenden viele Hersteller Bakterienstämme, die bekannt für ihre Robustheit sind, und von denen man weiß, dass sie mit größter Wahrscheinlichkeit auch dort ankommen, wo man sie haben möchte. In der Regel sind dies Stämme von Laktobazillen und Bifidobakterien.

Einige Hersteller verweisen darauf, dass ihr Joghurt eine so große Bakterienmenge enthalte, dass hierdurch sichergestellt sei, dass zumindest ein Teil davon das saure Milieu des Magens überstehe.

Dennoch sollte man vollmundige Werbeaussagen immer mit der nötigen Skepsis betrachten, auch wenn ein Promi im Werbespot die angebliche Wirksamkeit bestätigt. Die Realität ist, dass einige Versprechungen, die in der Werbung plakativ propagiert werden, leider nicht erfüllt werden können, weil die Konzentration der Milchsäurebakterien ganz einfach zu niedrig ist.

Um ganz sicher zu gehen, dass der Joghurt tatsächlich über die gewünschten darmfreundlichen Bakterien verfügt, sind inzwischen bereits viele Menschen dazu übergegangen, ihren Joghurt selbst herzustellen. Auch andere Gründe spielen hier rein wie beispielsweise die Unverträglichkeit von Kuhmilch oder Laktose, die man durch die eigene Herstellung mit den persönlich verträglichen Inhaltsstoffen umgehen kann.

Joghurt sollte möglichst frisch verzehrt werden, denn dann verfügt er über den höchsten Gehalt an darmfördernden Bakterien. Schon nach einer Woche nimmt die Anzahl der Bakterien deutlich ab, woran auch die Haltbarkeit des Joghurts nichts ändert. Aber durch die eigene Joghurt-herstellung kann auch dieses Problem ganz einfach umschifft werden.

Für ein dauerhaft gesundes Darmmilieu ist es wichtig, dass der probiotische Joghurt regelmäßig verzehrt wird, denn ein nur vorüber-gehender Joghurtkonsum kann nur einen kurzfristig andauernden Erfolg erreichen.

Brottrunk®

Bei der Darmsanierung macht seit vielen Jahren ein Getränk namens Brottrunk® viel Furore. Als Entdecker gilt der Bäckermeister Wilhelm Kanne aus dem Münsterland, der den Brottrunk® nach jahrelanger Forschung schließlich im Jahr 1981 der Öffentlichkeit zugänglich machte.

Brottrunk® ist ein milchsaures Getränk, das durch ein sehr ausgeklügeltes Produktionsverfahren aus Vollkornbrot hergestellt wird. Er enthält physiologisch wirksame Milchsäure, Buttersäure, Essigsäure und eine sehr vielfältige Mikroflora, zu der auch die Laktobazillen gehören. So enthält jeder Milliliter Brottrunk® nicht weniger als mehrere Millionen Brotgetreidesäurebakterien.

Darüber hinaus sind auch Vitamine, Enzyme, Mineralstoffe und Spurenelemente enthalten, sodass eine sehr positive Wirkung auf die Darmgesundheit und auch auf den gesamten Organismus erreicht wird. Die zahlreichen Nährstoffe resultieren einerseits aus dem Vollkornbrot, das als Grundlage bei der Herstellung dient, aber auch aus dem Gärungsprozess.

Obwohl Brottrunk® extrem sauer schmeckt und der pH-Wert bei lediglich 2,9 liegt, wirkt er im Körper basisch. Dies ist ein wichtiger Aspekt, der teilweise allerdings nicht so eingeschätzt wird. Da kommt es leicht zu Fehlschlüssen, nach denen sauer schmeckende Lebensmittel im Körper sauer wirken müssten.

Bei Brottrunk® hat man demnach sogar die erfreuliche Situation, dass es im Körper einer Übersäuerung entgegenwirken kann bzw. dieser vorgebeugt wird.

Der saure Geschmack ist es allerdings auch, der den Brottrunk® für manche Menschen ungenießbar macht. Dabei kann man mit einfachen Möglichkeiten den Geschmack verbessern, ohne bedeutsame Einschränkungen der Wirksamkeit befürchten zu müssen. So kann man den Brottrunk® je nach persönlicher Vorliebe mit Wasser, Obst- oder Gemüsesaft verdünnen. Man kann auch diese Zutaten mixen und mit Brottrunk® ergänzen. Wenn man den Brottrunk® kalt trinkt, kann er sogar sehr erfrischend schmecken.

10 Dinge, die bei einer erfolgreichen Darmsanierung nicht fehlen sollten

Damit eine Darmsanierung von Erfolg gekrönt sein wird, bedarf es in Abhängigkeit der geschädigten Darmflora in der Regel eines Behandlungskonzeptes, das auf mehreren Säulen basiert. Die wesentlichsten Faktoren sind die folgenden:

1. Feststellung der nützlichen und krankmachenden Darmbakterien durch eine spezielle Stuhlprobe

2. Beseitigung der Ursache wie z. B. schlechte Ernährung, Schwermetalle, Stress

3. Zuführung von rechtsdrehender Milchsäure zur Schaffung eines Darmmilieus, in dem die nützlichen Bakterien überleben und sich vermehren können

4. Einnahme von probiotischen Präparaten, um die fehlenden Darmbakterien anzusiedeln

5. Einnahme von Mineralstoffen auf der Basis von Citraten

6. Regelmäßiger Verzehr von Ballaststoffen

7. Verzicht auf unverträgliche Lebensmittel bei Nahrungsmittelintoleranzen wie z. B. Fruktose-, Laktose-, Gluten- und Histaminintoleranz

8. Behandlung des Leaky Gut Syndroms, wenn die Darmschleimhaut durchlässig ist

9. Vermeidung von schädlichen Faktoren wie Antibiotika, Cortison, Konservierungsstoffe

10. Bei einer Verdauungsschwäche sollte die Einnahme von Verdauungsenzymen, Bitterstoffen und/oder Hydrochloridsäure erfolgen.

20 Tipps für Ihre Darmgesundheit

1. Der Beginn einer Darmsanierung kann mit Magnesiumperoxid (Ozovit®) eingeleitet werden. Dies ist besonders hilfreich, wenn im Darm Fäulnisbakterien anwesend sind, denn durch die Sauerstoffzufuhr durch das Magnesiumperoxid wird deren Beseitigung unterstützt.

2. Sorgen Sie für täglichen Stuhlgang, damit der Nahrungsbrei nicht unnötig lange im Darm verbleibt und hier Gärungsprozesse und Giftbelastungen auslöst.

3. Essen Sie hauptsächlich natürliche Lebensmittel und verzichten Sie auf Fertigprodukte, die Zusatzstoffe wie Konservierungsstoffe, Aromen und Emulgatoren enthalten.

4. Bewegen Sie sich regelmäßig, täglich mindestens 30 Minuten. Hierdurch wird die Verdauung gefördert, sodass die Nahrung schneller verdaut wird und die Verdauungsreste nicht so lange im Darm verbleiben.

5. Bei Verstopfung sorgt eine regelmäßige Bauchmassage für eine deutliche Verbesserung. Hierfür kann man mit einer Bürste das Lymphsystem anregen, die Darmtätigkeit aktivieren und Ablagerungen an der Darmwand lösen. Wichtig ist, dass die Massagebewegungen im Uhrzeigersinn erfolgen.

6. Bei Allergien und Nahrungsmittelintoleranzen verzichten Sie auf Nahrungsmittel, die Sie nicht vertragen.

7. Wenn Sie unsicher sind, ob Sie ein Nahrungsmittel vertragen, kann Ihnen das Führen eines Ernährungstagebuches weiterhelfen. Tragen Sie hier die auftretenden Reaktionen bei bestimmten Nahrungsmitteln ein.

8. Trinken Sie 2–3 Liter Wasser täglich. Eine ausreichende Trinkmenge ist insbesondere dann wichtig, wenn Sie reine Ballaststoffe wie Flohsamen oder Leinsamen zu sich nehmen.

9. Unterdrücken Sie nicht den Drang, zur Toilette zu gehen, sondern erlösen Sie Ihren Darm bereits bei dem ersten Anzeichen.

10. Verhindern Sie Verstopfung durch ein morgendliches Glas lauwarmes Wasser oder Kartoffelsaft, das Sie auf nüchternen Magen trinken.

11. Essen Sie Ihre Mahlzeiten in entspannter Umgebung und nicht in Hast und Eile.

12. Halb gekaut ist halb verdaut – kauen Sie gründlich, um die Verdauungsorgane zu entlasten.

13. Wenn die Darmprobleme beispielsweise aufgrund von Schwermetallen auftreten, sind andere Maßnahmen erforderlich, als wenn die Beschwerden z. B. als Folge einer Antibiotikabehandlung eingetreten sind.

14. Wenn Sie für eine kurzfristige Linderung sorgen möchten, legen Sie einen Safttag ein oder essen Sie zwei Tage lang rohes Sauerkraut.

15. Knoblauch wirkt wahre Wunder bei der Unterstützung der Verdauung und der Darmgesundheit. Hierfür zerkleinern Sie 2 Knoblauchzehen und schlucken diese morgens auf nüchternen Magen mithilfe von einem Glas Wasser herunter. Alternativ können Sie die Knoblauchzehen pressen und den Saft mit lauwarmem Wasser vermischen.

16. Essen Sie regelmäßig milchsaure Lebensmittel, die gesunde Milchsäurebakterien enthalten. Hierzu gehören insbesondere Sauerkraut, Joghurt, Kefir und eingelegtes Gemüse.

17. Wenn Sie Ihre Darmpassagezeit herausfinden möchten, trinken Sie 200 ml rote Betesaft und beobachten, wann sich rot gefärbter Stuhl einstellt.

18. Welche Anwendungen zum Einsatz kommen sollten, um die Darmsanierung erfolgreich durchzuführen, ist von vielen verschiedenen Faktoren abhängig, hauptsächlich allerdings von der individuellen Verfassung und gesundheitlichen Gesamtsituation.

19. Die Leber wird durch eine geschädigte Darmflora stark belastet, allerdings wird sie auch während der Darmsanierung stark gefordert. Unterstützen Sie die Leber mit Mariendistel und Leberwickeln, verzichten Sie auf leberbelastende Lebensmittel wie Alkohol und Zucker.

20. Abführmittel sollten Sie nicht abrupt absetzen, wenn Sie diese über einen langen Zeitraum eingenommen haben. Reduzieren Sie die Dosierung langsam.

Hinweise für den Leser

Alle Angaben in diesem Buch wurden nach bestem Wissen und mit größter Sorgfalt erstellt. Die Angaben und Empfehlungen erfolgen ohne Verpflichtung oder Garantie der Autorin. Sie und der Verlag übernehmen keine Verantwortung und Haftung für Personen-, Sach- und Vermögensschäden aus der Anwendung der hier erteilten Ratschläge.

Dieses Buch hat nicht die Absicht und erweckt nicht den Anspruch, eine ärztliche Behandlung zu ersetzen. Ausdrücklich wird empfohlen, eine medizinische Diagnose vom Therapeuten einzuholen und eine entsprechende Therapiebegleitung durchzuführen. Einige der vorgestellten Maßnahmen weichen von der gängigen medizinischen Lehrmeinung ab und resultieren aus der Erfahrungsheilkunde. Es wird ausdrücklich darauf hingewiesen, dass mit diesem Buch keine erfüllbaren Hoffnungen erweckt werden, die eventuelle Heilerfolge erwarten lassen können.

Die Verwertung der Texte und Bilder, auch auszugsweise, ist nur mit Zustimmung des Verlags und der Autorin erlaubt. Dies gilt auch für Vervielfältigungen, Übersetzungen, Mikroverfilmungen und für die Verarbeitung mit elektronischen Systemen.

Weitere Bücher von Sigi Nesterenko

Leaky Gut - der durchlässige Darm:

Allergien, Nahrungsmittelintoleranzen und

vieles mehr endlich erfolgreich behandeln

ISBN 978-3942179089

www.Leaky-Gut-Syndrom.net

"Entgiften von A bis Z"

Wie Sie Ihren Körper von Schwermetallen und anderen
Umweltschadstoffen befreien

ISBN 978-3942179119

www.Entgiftung-Entschlackung.info

Neue Energie ohne Candida

Wie Sie den lästigen Candida-Pilz endgültig loswerden

ISBN 978-3942179003

www.candida-darmpilz.bloch-verlag.de

Fructoseintoleranz

- krank durch Obst, Gemüse und Süßigkeiten

ISBN 978-3942179041

www.Fructoseintoleranz-Tipps.de

Depressionen erfolgreich behandeln

Wie Sie in nur 3 Monaten Ihre

Depressionen los werden können!

ISBN 978-3942179027

www.depressionen.bloch-verlag.de

Amalgam frisst meine Seele

Überleben einer chronischen Amalgamvergiftung

Ein authentischer Bericht - spannend wie ein Krimi

ISBN 978-3942179010

www.Meine-Amalgam-Story.net

Histaminintoleranz-

die unentdeckte Krankheit

ISBN 978-3981095180

www.Histaminintoleranz-24.de

Das Histamin-Backbuch

Über 150 leckere histaminarme Backrezepte für jeden Anlass

ISBN 978-3-942179-16-4

www.Histamin-Backbuch.de

Mein Histamin-Kochbuch

200 leckere histaminarme Rezepte für jeden Anlass

ISBN 978-3-942179218

www.histamin-kochbuch.de